骨病养护系列

拒绝骨关节炎

马建兵　主编

陕西新华出版传媒集团

陕西科学技术出版社

Shaanxi Science and Technology Press

———— 西安 ————

图书在版编目（CIP）数据

拒绝骨关节炎／马建兵主编. —西安:陕西科学
技术出版社，2021.4
（骨病养护系列）
ISBN 978-7-5369-7804-1

Ⅰ.①拒… Ⅱ.①马… Ⅲ.①关节炎-防治- Ⅳ.
①R684.3

中国版本图书馆 CIP 数据核字（2020）第 085163 号

拒 绝 骨 关 节 炎
JUJUE GUGUANJIEYAN

马建兵　主编

策　　划	宋宇虎
责任编辑	潘晓洁　孙雨来
封面设计	曾　珂

出 版 者	陕西新华出版传媒集团　陕西科学技术出版社
	西安市曲江新区登高路 1388 号陕西新华出版传媒产业大厦 B 座
	电话 (029)81205187　传真 (029) 81205155　邮编 710061
	http://www.snstp.com
发 行 者	陕西新华出版传媒集团　陕西科学技术出版社
	电话(029)81205180　81206809
印　　刷	西安牵井印务有限公司
规　　格	787mm×1092mm　16 开本
印　　张	6.75
字　　数	110 千字
版　　次	2021 年 4 月第 1 版
	2021 年 4 月第 1 次印刷
书　　号	ISBN 978-7-5369-7804-1
定　　价	36.00 元

骨病养护系列

《拒绝骨关节炎》编 委 会

主　编　马建兵

副主编　支力强

编　者　王建朋　包焕利　李　辉　肖　琳

　　　　张维杰　贺　强　贾晓康　魏　威

绘　图　贾晓康

序 Preface

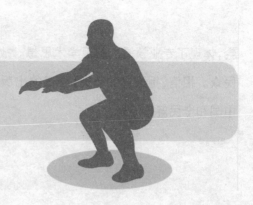

　　欣喜看到《拒绝骨关节炎》一书的出版,特表示由衷的祝贺! 这本骨科的科普读物适逢习近平总书记提出"健康中国战略"的时代背景下,对全民健康的改善及疾病的防治会起到非常积极的作用。

　　随着中国社会人口老龄化的逐年上升,我国俨然已成为骨关节炎"大"国。骨关节炎已与心脑血管疾病、癌症、骨质疏松并列为威胁人类健康的"四大杀手",给患者、家庭及社会带来极大的经济负担。因此对于骨关节炎,我们必须着眼于早预防、早诊断、早治疗的整体策略。与此同时,各种新的理论和治疗方法层出不穷,但效果也是参差不齐,故急需对大众进行相关医学知识的普及或培训,进一步从总体上提高治疗的安全性和实效性。

　　该书的主编马建兵主任医师为国内知名的关节疾病专家,其他编者也都是具有长期且丰富的科研及临床实践经验的骨科一线医务人员。他们在繁忙的工作之余,付出了诸多辛劳和心血,给读者展现出一本通俗易懂、图文并茂、内容实用的骨科科普读物。

　　他们所编写的每一个章节都有自己独到的见解,渗透着各自的经验和体会,体现了专业领域的前沿学术思想。故我不揣浅识,为之作序,并推荐给广大民众。相信《拒绝骨关节炎》一书的出版,一定能让广大读者从中获益,为健康中国和全民健康添彩!

中华医学会骨科分会副主任委员

西安交通大学附属红会医院首席专家

脊柱病医院院长

郝定均

2020 年 11 月

前言 Foreword

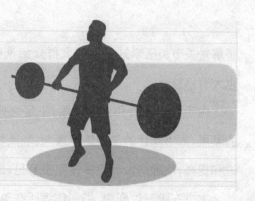

随着时代和社会的变更,骨科疾病也呈现出明显的年轻化趋势,并随着社会老龄化而逐年加重,尤其是关节的退变性疾病,已逐渐成为影响人们健康生活水平的主要因素之一。虽然目前有大量关于膝关节骨科疾病诊治进展的著作面世,但这些著作大多专业性强,不能很好地满足大众对骨关节炎治疗及康复的科普常识需求。因此,如何有效增加公众对科普知识的了解,提高公众预防疾病、合理治疗、正确康复的能力成为目前关注的重点和焦点。

基于此,我们团队以骨科专业知识为基础,结合我们诊治大量病例的实际经验,采用能够为广大群众所理解和深受欢迎的简单问答形式编写成《拒绝骨关节炎》一书,以方便公众阅读,解答公众对骨关节炎的常见疑惑,消除一些常见误区,以不断增强其防病治病的能力和手术后康复的效果,从而提高公众身体素质,改善人们的生活水平。

本书共分 4 个部分,分别介绍了骨关节炎的发病特点、保守治疗、手术治疗及术后康复方面的常见知识,一问一答,配以彩图,简洁明了,突出科普特色,也力图体现我科"阶梯治疗和个体化治疗"的诊疗方案和水平。本书适用于渴望了解骨关节炎医学知识的广大群众阅读和学习,对骨科年轻医师、医学生学习也大有裨益。

由于我们经验和水平所限,不足之处在所难免,特别是随着现代医学知识的发展,本书阐述的某些诊疗理念、观点与认识可能需要修正,某些方法需要改进和提高,欢迎广大读者多提宝贵意见,恳请同道指正。

本书在编写过程中,得到作者所在单位领导和科室全体人员的极大关照和帮助,在此诚挚感谢!

感谢长安医院骨科贾晓康副教授为本书精心配图,在此特别感谢!

陕西科学技术出版社的潘晓洁编辑对本书的编写和出版给予了大力支持和关怀,特此一并感谢!

马建兵

2020 年 10 月

目 录

第一章　认识骨关节炎

第三章　保守治疗骨关节炎

第三章 手术治疗骨关节炎

第四章 骨关节炎患者术后康复

第一章
认识骨关节炎

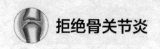

1 什么是骨关节炎?

关节炎(Arthritis)是发生在人体关节及其周围组织的,由炎症、感染、退化、创伤或其他因素引起的炎性疾病,共有100多种类型。常见的关节炎包括骨关节炎、类风湿性关节炎、强直性脊柱炎、痛风性关节炎、反应性关节炎、感染性关节炎、创伤性关节炎等。因患病人数众多,危害较大,世界卫生组织将关节炎视为"不死癌症"。从2000年开始,世界卫生组织在全球启动为期10年的大项目,旨在延缓和降低关节炎的发生和发展,全世界750个医疗机构和37个国家政府签署文件,参与骨关节活动,将每年的10月12日设为"世界关节炎日",提醒广大民众,对于关节炎要做到早预防、早诊断、早治疗,防止疾病发展引起致残性后果。

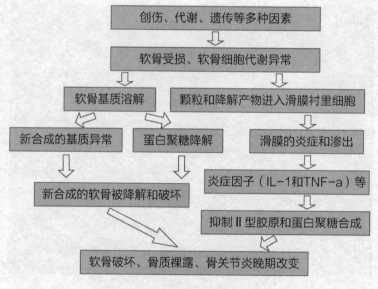

图1-1 骨关节炎发病机制示意图

其中,骨关节炎(osteoarthritis,OA)是最常见的类型,具有较高的致残率,在所有关节炎致残原因中居第2位。它是多种因素引起的、累及整个关节组织的(包括软骨、软骨下骨、韧带、滑膜、关节囊等)、以关节疼痛为表现的退变疾病。关节内软骨的磨损和骨质的增生是它发病的内在表现。骨关节炎与人体衰老相关,分为原发性与继发性的,多见于中老年人群的就是原发性骨关节炎。简单讲,原发性骨关节炎就是发病原因不是非常明确的骨关节炎。

目前,骨关节炎的控制情况不容乐观,全世界的关节炎患者有 3.55 亿人。而在亚洲,情况则更加严重,每 6 个人中,就有 1 个在其一生的某个阶段会患上这种致残性疾病。目前中国的骨关节炎患者有 1.2 亿以上,而且人数还在不断增加,并且逐渐呈现出年轻化的特点。

据统计,我国人口中骨关节炎患者病率为 0.34%~0.36%,其中,40 岁以上人群骨关节炎患病率近 50%,65 岁以上人群中,90% 的女性和 80% 的男性会得骨关节炎,我国俨然已成为骨关节炎"大"国。骨关节炎病情严重者寿命缩短 10~15 年,给患者、家庭及社会带来了极大的经济负担。目前,骨关节炎已成为第四大致残性疾病,因此必须着眼于早预防、早诊断、早治疗的整体策略。

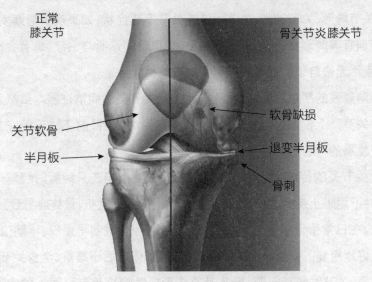

正常膝关节　　　　　　　　　　　　　　骨关节炎膝关节

关节软骨　　　软骨缺损

半月板　　　退变半月板

骨刺

图 1-2　正常膝关节与骨关节炎膝关节的比较

骨关节炎多发于负重大、活动多的关节,如膝、髋、踝、手、脊柱等关节,亦称为骨关节病、退行性关节炎等,如果不能获得及时、正确的诊断与治疗,会导致病情迁延恶化,甚至致残。

膝关节骨关节炎是最常见的骨关节炎疾病,发达国家已对膝关节骨关节炎

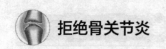

患病情况进行相关研究。据统计，美国骨关节炎患者近5000万人，每年因患病不得不提前退休者占到了全部退休人数比例的5%以上，已经和因为心脏病退休的人数不相上下；每年接受髋、膝关节置换术的10万人中大部分人是骨关节炎患者。骨关节炎已经大致和"残疾"画上等号了。

2 骨关节炎会致残吗？

确实如此！

骨关节炎引起的疼痛及关节功能障碍是老年人致残的最重要原因，它不仅会引起身体上的残疾，还会导致抑郁、焦虑等心理残疾，给社会及家庭带来极大的负担。随着骨关节炎的发展，关节疼痛时时与患者相伴，还会反复出现关节不稳定、关节畸形、关节肿胀、关节积液等关节不适症状，如果疾病继续发展，会出现关节僵直等畸形状态，如果得不到及时、正确的诊断与治疗，患者会出现行动不便，生活无法自理。很多人甚至会与轮椅相伴终生。

要预防致残的严重后果，必须及早阻止骨关节炎的病情进展。虽然世界各国已在骨关节炎上投入了大量的人力、精力与财力，但目前还缺乏能完全逆转骨关节炎发展的"灵丹妙药"。

在骨关节炎的传统治疗中，消炎镇痛药、激素类用药只能暂时缓解一些疼痛症状，并不能阻止疾病的发展，如果延误了最佳治疗时机，最终会导致残疾。

因此，在日常生活中注意骨关节炎的发病征兆，做到早发现、早防治，有助于患者更好地康复。如果出现关节活动不灵活、休息后不缓解、全身关节僵硬、关节摩擦声、关节肿胀等问题，要及时前往正规医院接受专科医生的诊断与治疗，避免出现致残的不良后果。

3 骨关节炎是冻出来的吗？

并非如此！

每每看到穿着单薄的年轻人，总感觉自己浑身发冷，也担心这样会得关节炎。因为常有老人言："小心冻出关节炎,年纪大了膝盖就会疼","要风度不要温度",还引出"穿不穿秋裤和得不得关节炎有没有关系"的诸多议论。

其实,骨关节炎的发生与受冻与否无明显关系,但寒冷的确是骨关节炎的诱因之一。寒冷会诱发骨关节炎疼痛发作,加重病情,常被视为"罪魁祸首"。

但多数骨关节炎(即原发性骨关节炎)多与关节磨损老化相关,尚无寒冷导致的骨关节炎的分类。寒冷能诱发诸多疾病,原因如下:

(1)寒冷使人的抵抗力下降,感染细菌和病原体的概率上升,容易诱发感染性关节炎,但不是骨关节炎。

(2)寒冷使关节周围血液循环变慢,关节僵硬,关节滑液减少,关节润滑受到影响,影响关节功能。

(3)滑膜对温度较敏感,滑膜炎(类似"滑膜感冒")会加重骨关节炎症状。

虽然关节炎不是冻出来的,但是忽视关节保暖是不妥的。因此,骨关节炎患者平时还是需要多注意保暖。

4 骨关节炎会遗传吗?

确实如此!

骨关节炎的遗传学机制尚不清楚,但对遗传因素的影响是肯定的。已有大量家族病史研究、双胞胎研究以及探索罕见的遗传病例等都明确了遗传因素的重要作用,如基因编码与骨关节炎的关系等。

最近,英国谢菲尔德大学的科学家们开展了一项骨关节炎研究,他们将3万名骨关节炎患者和近30万名健康人士进行了对照研究,研究发现,9种遗传基因与骨关节炎的发生有关系,其中有5种基因的表达与正常基因存在明显的不同;对膝关节炎和髋关节炎的比较研究也发现,这2个部位有88%的遗传因素相同。

因此,家中有数代老人关节退变畸形病史的子女要格外注意保护自己的关节,减轻体重,避免蹲、跪、爬山等不良习惯动作等,做好关节肌力训练与力量储备,加强关节的稳定性,在安全和能力允许的范围内做必要的运动训练(防止运动损伤),争取推迟并延缓骨关节炎的发生与发展。

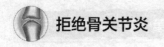

5 运动少的人不容易得骨关节炎吗?

并非如此!

运动少的人得骨关节炎概率小是个伪命题。骨关节炎确实与磨损有关,但它不是骨关节炎唯一的危险因素。

运动的多少是相对的。不同的人,以及同一个体的不同状态,运动的多和少也是不同的。同样的运动量,规律锻炼与从不参加体育锻炼的人存在天壤之别!

基于之前的膝关节骨关节炎磨损理论,膝关节骨关节炎患者就应该坐着什么也不做。但实际情况是,活动对患者生活质量、健康的影响至关重要。身体活动干预(即运动疗法)能改善患者的活动性。如以步态为基础的干预,可教会膝关节骨关节炎患者合适的代偿方式(脚趾的方向、肢体摆动等)。运动干预在国外已成为膝关节骨关节炎患者的一线干预措施。患者如果不清楚或不确定以何种体育活动或行走为基础进行干预,应该去咨询专业理疗师,他们都是受过高度训练的健康专家,是膝关节和运动的专家,擅长为膝关节骨关节炎患者进行评估和开出运动处方。

健康的生活方式、关节周围的肌肉强度、韧带稳定性等诸多因素发挥着更重要的作用。运动少的人往往肌肉(如大腿的股四头肌群)力量较弱,膝关节的稳定性差,更容易受到运动损伤。而很多进行科学训练的运动达人,也可以拥有令人羡慕的关节状态! 因此,运动少未必得关节炎的概率就小,运动多也未必一定得关节炎。

此外,运动疗法还是骨关节炎治疗的重要组成部分。《骨关节炎诊疗指南(2018年版)》的基础治疗就包括健康教育、运动疗法等。①健康教育重点在于建议患者改变不良的生活和工作习惯,避免长时间跑、跳、蹲,同时减少和避免爬楼梯、爬山等运动项目,减轻体重等(详见本书骨关节炎治疗相关章节内容)。②运动治疗要在医生的指导下制订个体化的运动方案,包括低强度的有氧运动、关节周围肌肉力量训练、平衡能力训练等(详见本书骨关节炎治疗相关章节内容)。

科学运动,健康生活是我们的目标! 养成规律、良好的运动习惯是我们努力的方向。

6 哪些人容易得骨关节炎？

骨关节炎就如同是人身体的关节"机器零件老化磨损"了，很大程度上是一个磨损、老化的进程。很多老年朋友会出现不同程度的关节疼痛、僵硬，甚至"交锁"等症状，并且随着年龄的增加，患病的概率也大幅增加。

具体来说，骨关节炎的易发病人群如下：

（1）从事重体力劳动等特殊职业的人。 矿工、农民（工）等人群多长期从事重复的重负荷、蹲起等劳动，全身各关节如膝关节、髋关节、踝关节等承受极大的负载，在高负荷的压力下，产生关节损伤的概率极高，关节磨损的速度明显高于平常人，而关节磨损的加重使患者更容易得骨关节炎。

（2）存在运动损伤病史。 如果膝关节中的交叉韧带、内外侧副韧带、半月板等组织受到损伤，会造成膝关节稳定性变差，在不稳定的力学环境中，关节软骨磨损的速度会明显加快。因此，有韧带、半月板损伤时应早就诊、早治疗。

（3）体重超标乃至肥胖者。 肥胖女性的膝关节骨关节炎的发病率是正常体重女性的 4 倍。超重以至肥胖会造成膝关节力学环境的改变，体重越大，关节应力就会越大。此外，超重、肥胖可导致受力不均衡，使关节发生变形。除肥胖引起的机械性磨损因素外，肥胖的全身性代谢因素还会影响软骨营养和代谢，使得软骨状态不健康，也为骨关节炎埋下隐患。

（4）女性与骨质疏松者。 膝关节炎患者中，女性比男性多见，尤其是绝经后的妇女，骨质的迅速丢失即骨质疏松会加重骨关节炎的进展。这与激素水平、解剖、生活习惯等因素有关。

（5）存在先天性或发育性关节畸形者。 存在关节发育畸形的，比如膝关节的内翻畸形（O 形腿）、外翻畸形（X 形腿），关节处于异常位置时，会引起关节面对合不良，造成关节软骨的损伤。

（6）过度运动的人与久坐不动的人。 临床门诊经常能见到去健身房进行大运动量运动、超强度训练而导致膝关节损伤的患者，朋友圈攀比"步数"、不科学地增加运动量，走得太多、频率过高、姿势不正确等，都会造成慢性关节损伤，对肌肉、骨骼产生不良影响。特别是肥胖或关节有疾病的人，过量的负重运

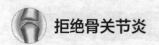

动,有可能加重关节软骨的磨损。对于已经患有骨关节炎的患者,如果不了解运动疗法,盲目运动或采取不科学的运动方式,也会造成关节炎病情加重,甚至有致残的可能。

医学期刊《骨科与运动物理治疗杂志》曾刊文指出:竞技跑步者的关节炎发生率为 13.3%,久坐不动人群的关节炎发生率为 10.2%,而健身跑步者的关节炎发生率仅为 3.5%。另外,久坐不动者增重风险很高,是骨关节炎的重要危险因素!

因此,过度运动和久坐不动,骨关节炎的风险都会高。科学适量运动至关重要!

（7）吸烟者。 吸烟会消耗身体的氧含量,还会直接影响因骨关节炎而受损组织的新陈代谢,加重关节疼痛与僵硬程度。

（8）其他因素。 如自身免疫性因素、药物因素、细菌病毒感染、积累劳损、体质、有关疾病等,都可能引发骨关节炎。

7 骨关节炎只发生在老年人身上，和年轻人没关系吗？

并非如此!

关节炎确实多发于中老年人,65 岁以上人群中有 50%以上会患骨关节炎,80 岁以上人群的骨关节炎患病率则高达 70%以上,但这并不意味着骨关节炎只与老年人有关。

骨关节炎的发病特点已悄悄发生变化,逐渐呈现出年轻化的趋势。我国骨关节炎的"十五"攻关计划项目表明,全国 40 岁以上人群原发性骨关节炎患病率为 46.3%,男性患病率为 41.6%,女性患病率为 50.4%;60 岁人群比 40 岁人群的患病率高出 1 倍。

骨关节炎的年轻化已经是一个不争的事实,门诊上常常能看到很多年轻患者就诊。这可能与现代生活与运动方式有关。许多年轻人缺乏锻炼,生活不规律,关节周围肌肉力量贮备不足,一时兴起的"跑步热""健身房深蹲"等运动会导致关节韧带等软组织损伤(可能是潜在的),为骨关节炎埋下重大祸根,而关节的不稳定是骨关节炎进展的明确危险因素。

8 胖人更容易得骨关节炎吗?

确实如此!

肥胖不仅是高血压、高血脂患者的特征性体态表现,也是骨关节炎的好发因素之一,还是已知的最明确的骨关节炎危险因素之一! 有研究发现,与体重正常者相比,肥胖者骨关节炎发病率高很多(女性为 4 倍,男性为 4.8 倍)。超重会增加膝关节和髋关节的负荷,使其更容易受伤与退变。减轻体重是最确切的骨关节炎治疗方法,能明显降低膝关节骨关节炎 25%~50% 的发病率。减重5 千克,关节疼痛至少能减轻 20%。

肥胖之所以会引发关节炎,除了与关节长期负重有关,还与肥胖者脂质代谢异常有关,肥胖超重可加速退行性关节病的发展。新陈代谢受基因和环境的双重影响,代谢的变化也反映了个体基因以及个体的疾病过程。

如今,生活方式的改变,高盐高脂饮食等不健康生活也为骨关节炎埋下了祸根。《新英格兰医学杂志》刊登的全球 195 个国家的综合报告中指出,中国的超重成年人数仅次于美国,位于全球第二;而超重儿童人数,目前为世界第一,前景堪忧。

9 骨刺、骨赘、骨质增生、骨关节炎,傻傻分不清?

骨刺是骨关节炎影像学改变的一种,是骨赘的俗称,是骨质增生出来的赘生物,如刺状。存在骨质增生多表明关节韧带存在不稳定的状况,是人体为了增加稳定性而自主产生的反应性增生,期望能达到一种"所谓的平衡",是人体的自我代偿过程。但这种"初级的、原始的、不聪明"的代偿方式会改变关节的原始状态,会让"好关节"一步一步地偏离正常的平衡状态,将关节引入骨关节炎这一不可逆转的"深渊"。

骨关节炎是关节的劳损、退行性改变,可以出现骨质增生的情况,产生的结果就是骨赘(骨刺)。但骨关节炎的疼痛来源是多方面的,可以来自骨髓水肿、韧带软组织挛缩、软骨磨损、滑膜增生等,也可能来自骨质增生产生的骨赘。

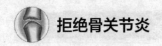

10 骨关节炎是关节发炎了吗？

骨关节炎又叫退行性关节病、老年性关节炎等，不是说骨关节真的发炎感染了，应该是"无菌性炎症"。

骨关节的炎症不是细菌、病毒、真菌等病原微生物感染引起的，不需要吃消炎药或者抗生素。它是与年龄相关、与磨损相关的退行性改变，累及整个关节，而非仅仅软骨，还包括骨头、韧带、肌肉等。

与关节发炎有关系的关节炎包括风湿性关节炎、感染性关节炎。

风湿性关节炎是溶血性链球菌感染人体后，导致免疫系统无法"分辨敌我"导致的变态反应，在关节的表现就是风湿性关节炎。风湿性关节炎患者最常出现的就是不同程度的发热和关节炎，还容易出汗。

感染性关节炎常常起源于身体其他部位的感染，如感染性伤口等的病菌通过血液进入其他组织播散种植到滑膜，或者由骨髓炎直接侵犯邻近关节引起。分为主要由链球菌和淋球菌引起的化脓性（脓毒性）关节炎，以及主要由结核分枝杆菌引起的非化脓性关节炎。无论是儿童还是成人，膝关节都是最常受累部位。在儿童群体中，髋关节是另外一个常受累的部位。感染性关节炎特别是化脓性关节炎是关节软骨以及邻近关节皮质长节段连续性的破坏，是由发炎的滑膜释放的蛋白溶解酶导致的。这种破坏通常发展迅速，一般是单个关节发病，会有软组织肿胀和骨量损失。

11 怎样判断自己是否得了膝关节骨关节炎？

如果近 1 个月内反复出现膝关节疼痛，特别是上下楼梯或负重时加重，休息后不缓解，往往是骨关节炎的征兆。出现膝关节不适时，第一时间去膝关节专科就诊，接受专业咨询是最优选择。

如果在 1 个月内出现反复发作的膝关节疼痛，时轻时重，关节活动时有摩擦音，早晨起床的时候会有短暂的僵硬感，年龄大于 40 岁，X 片可见到关节间隙变窄,软骨下骨硬化或囊性变,关节边缘骨赘形成或骨质增生,基本可以考虑是骨关节炎。

《骨关节炎诊疗指南(2018年版)》更新了膝关节骨关节炎的诊断标准,满足诊断标准的第1条以及第2~5中的任意2条,即可诊断为膝关节骨关节炎。需要指出的是,创伤性膝关节骨关节炎发病年龄更早,但是往往有慢性积累性关节损伤史或有明显的外伤史。

膝关节骨关节炎的诊断标准

序号	症状或体征
1	近1个月内反复的膝关节疼痛
2	X线片(站立位或负重位)示关节间隙变窄、软骨下骨硬化和(或)囊性变、关节边缘骨赘形成
3	年龄≥50岁
4	晨僵≤30分钟
5	活动时有摩擦音(感)

以上是膝关节骨关节炎的学术诊断标准,通俗而言,骨关节炎早期以疼痛和僵硬为主,最主要的症状就是关节疼痛。首先以膝关节内侧疼痛、膝关节前方疼痛为主,还包括膝关节外侧疼痛、后方疼痛等,特别是上下楼梯、长距离行走、剧烈运动、受凉或阴雨天时加重更明显;其次就是膝关节卡顿、绞索,关节活动时会出现"嘎哒嘎哒"的响声,同时伴有疼痛;最后是关节肿胀、畸形、僵硬等。

如果出现以上不适症状,就表明膝关节出现骨关节炎的征兆了,应及时向骨科专科医师咨询并接受科学的诊断和治疗建议,根据骨关节炎的轻重程度及阶段特点,分阶梯、有针对性地接受相应的治疗,有效干预骨关节炎的进展,提高生活质量。

12 膝关节骨关节炎与运动损伤是什么关系?

"关节如轴承",膝关节功能实现的物质基础是光滑的软骨表面和关节的软组织稳定,人体的关节自发育成熟后,只要活动就存在磨损过程,不幸的是,膝关节表面的透明软骨的自身修复能力极为有限,任何软骨面的皲裂、运动所致

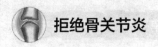

的撕裂、软骨面剥脱都会导致关节面的粗糙度增大、磨损增加,这是骨关节炎形成的基础病理改变。

膝关节的稳定结构包括动力稳定结构以及静力稳定结构,运动损伤会导致动力及静力稳定结构的受损,前者包括股四头肌、腘绳肌等肌肉损伤,后者包括膝关节周围韧带损伤(如前交叉韧带、后交叉韧带、内侧半月板、外侧半月板、腘肌腱等)。膝关节稳定结构受损导致的膝关节不稳定会进一步促进膝关节骨关节炎的发生、发展过程。

膝关节稳定结构与软骨组织损伤是形成膝关节骨关节炎的重要危险因素之一,软骨损伤后如未达到理想修复,不稳定的关节又会加重关节炎的进展,形成膝关节骨关节炎。其以软骨磨损、骨质增生为主要特征,累及骨、软骨、滑膜、韧带、半月板等整个关节组织。

13 骨关节炎好发的部位与发展特点如何?

俗话说:"人老先老腿",骨关节炎作为一种与衰老密切相关的、累及可动关节的非炎症性病变,最先累及的就是"任劳任怨"的大关节部位,如膝关节、髋关节这样的负重关节,也多见于手指关节等。骨关节炎的主要特点是关节软骨退化和关节周围骨质增生。它还有诸多名字,如退行性关节病、肥大性骨关节炎、变性性关节炎、增生性骨关节炎。

在不同国家,发病特点略有不同,中国和国外的膝关节骨关节炎特点是类似的,但欧美人群髋关节骨关节炎的发病率高于我国,这可能与人种特点、国外肥胖人群居多以及欧美人高强度运动特点有关,而在中国股骨头坏死、塌陷导致的骨关节炎的比例远远高于欧美人群,其中原因尚不得而知。

其实骨关节炎从 20 岁即可开始发病,但大多数情况下并无症状,发展缓慢,持续数年。女性比男性更容易发病。关节疼痛是本病最常见症状,早期疼痛较轻,多在活动时发生,休息后会得到缓解,后来逐渐加重,有人会有夜间痛发生,甚至影响睡眠。早晨起来关节僵直比较常见,时间往往不超过半小时。早期轻度活动困难,随着病情的进展,关节活动受限的症状会逐渐加重,极大地影响患者的生活自理能力及生活质量,有些人会因此致残,给患者本人、家庭及社会带来极大的负担。

　　了解骨关节炎的好发部位及发展特点,早预防、早诊断、早治疗,科学干预。建议前往正规骨关节外科专科门诊接受规范的骨关节炎阶梯治疗!

14 去医院看膝关节骨关节炎要做什么检查? 需要拍片吗?

　　首先,膝关节骨关节炎患者需要去医院就诊! 其次,应该找专业关节外科医生进行咨询、就诊。那么,应该做什么检查呢?

　　从膝关节骨关节炎的诊断开始,它的诊断依据包括临床症状、体征、辅助检查。但并不一定都要拍片。

　　《骨关节炎诊疗指南(2018 年版)》进一步优化、细化了骨关节炎的诊断标准。就临床表现方面而言,着重强调骨关节炎的三大危害:疼痛、活动受限和畸形。

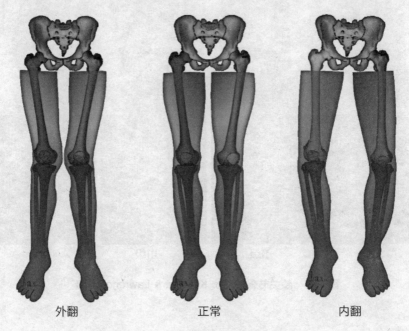

外翻　　　　　　　　正常　　　　　　　　内翻

图 1-3　正常膝关节与膝关节内外翻

拍片（X 线片）有助于疾病的准确诊断与治疗方案的确定。但骨科专科医生的详细问诊（即病史采集）、体格检查至关重要，专业的专科医生可以根据这些"蛛丝马迹"来诊断骨关节炎。

医学上已经建立了基于 X 线片的骨关节炎分级系统，即 Kellgren & Lawrence 分级。根据 X 线片上的关节间隙狭窄程度、骨赘程度、软骨下骨硬化等因素，将其分为 0 级、Ⅰ级、Ⅱ级、Ⅲ级、Ⅳ级。医生可以根据患者的 X 线片判断患者骨关节炎的程度，并阶梯性地给予针对性治疗，如药物治疗、运动疗法、保膝治疗、手术治疗等。

关于影像学检查项目，《骨关节炎诊疗指南（2018 年版）》除了常规的 X 线检查以外，还增加了核磁共振（MRI）和 CT 检查，后 2 个检查在骨关节炎患者中的应用逐渐增多，可以帮助临床做出治疗决策。MRI 可以用于骨关节炎的早期诊断和鉴别诊断，以及治疗方案的制订。骨关节炎的 CT 表现常为受累关节间隙狭窄、软骨下骨硬化、囊性变和骨赘增生等，结合三维重建成像可以精准了解关节结构畸形，如髋臼增生变形的程度和具体情况，有助于指导手术计划制订和术中精确操作。

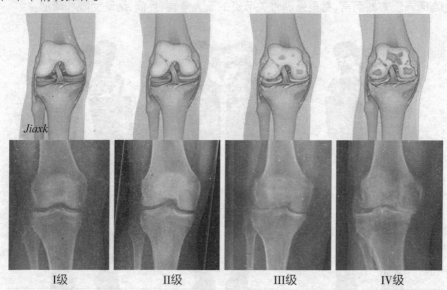

| Ⅰ级 | Ⅱ级 | Ⅲ级 | Ⅳ级 |

图 1-4　膝关节骨关节炎 Kellgren & Lawrence 分级

15 女性更容易得膝关节骨关节炎吗?

确实如此!

北京大学人民医院林剑浩教授团队基于 17128 例的大样本研究发现,中国女性骨关节炎发病率为 10.3%,男性为 5.7%。与国外研究结果一致。

可能的原因如下:

(1)女性的膝关节力量多不如男性,且多从事疲劳性、劳损性工作。

(2)性别激素差异。女性绝经后的雌激素水平骤然下降引发骨质疏松、肌肉韧带松弛,形成骨关节炎的高危因素,而男性雄激素水平的下降呈缓慢过程。

(3)解剖学因素。女性由于生育的需要,骨盆较男性更宽且后倾,Q 角增大,膝关节动力装置与男性不同,容易出现膝关节疼痛,特别是髌股关节疼痛。

(4)生活方式。在亚洲国家,蹲厕方式对女性膝关节的磨损很大。众所周知,下蹲时膝关节会承载高达体重 6 倍的重量。

16 骨关节炎的发病率有城乡、区域差异吗?

确实如此!

(1)城乡差异方面。北京大学人民医院林剑浩教授团队研究发现,中国农村地区膝关节症状性骨关节炎患病率明显高于城市地区,农村发病率是城市的1.8 倍。这可能与城乡工作性质差异有关。农民从事重体力劳动、蹲跪及上下坡比较多,会增加关节的负荷,骨关节炎的危险因素明显多于城市人群,这些都会加速/加重骨关节炎的发生与进展。

(2)区域差异方面。中国西南地区及西北地区膝关节骨关节炎发病率较高,分别达 13.7% 和 10.8%,而华北地区和东部沿海地区相对较低(5.4% 与5.5%),这可能与地形、经济状态等因素有关。

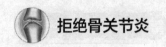

17 骨关节炎是风湿引起的吗?

并非如此!

老百姓常说自己的膝关节比天气预报还准,说这是犯"风湿"呢。

其实,风湿并不是一种疾病,而是一大类疾病的统称。风湿免疫门诊的诊疗范围覆盖 200 种以上疾病,类风湿关节炎、强直性脊柱炎、系统性红斑狼疮等类风湿性疾病都有关节肿痛的表现,很多是由于自身免疫系统出现问题,"分不清敌我"所致的"误伤"。此外,中医的"风湿病"是由于人体营卫气血失和,风寒湿热等邪气侵袭肌肤、经络、筋骨、经脉,邪正相搏,气血痹阻,出现肢体疼痛、肿胀、麻木、变形、活动受限。虽然中西医各自的医理不同,但老百姓口中的"风湿"大多指的是骨关节炎。其实,骨关节炎并不是风湿引起的。

类风湿的概念须与风湿相区别。19 世纪中叶之前,人们往往将两者混为一谈。随着科技医疗发展,人们对类风湿认识得越来越清楚。目前,除中、英、美 3 个国家使用"类风湿性关节炎"病名外,法国、比利时、荷兰称之为"慢性进展性多关节炎";德国、捷克和罗马尼亚等称之为"原发性慢性多关节炎";俄罗斯称之为"传染性非特异性多关节炎";日本则称之为"慢性关节风湿症"。晨僵是类风湿关节炎的首个症状,早上起来患者会发现关节不灵活,起床活动后晨僵减轻或消失。同时,患者还会出现关节肿痛、乏力、疲劳、发烧等症状。

18 风湿、风湿性关节炎、类风湿性关节炎傻傻分不清?

"风湿"在中国老百姓中大有市场,甚至有相当一部分医生也常常张口闭口谈"风湿"。其实,这些都是对于"风湿"概念的误解。

中医和西医的医理不同,老百姓口中的"风湿"大多是骨关节炎。

风湿性关节炎是风湿热在关节的表现,是一种叫溶血性链球菌的细菌感染人体后引起的。风湿性关节炎患者最常出现的就是发热和关节炎,还容易出汗。风湿性关节炎多呈现出游走性特点,以大关节为主,局部会出现红、热、肿、痛等不适症状,等红肿消退之后,不会留永久性病变,关节功能也可以恢复。风湿性关节炎患者受到外界的刺激之后,容易产生持续性的疼痛。

风湿性关节炎的患者还会出现不同程度的皮肤损害。风湿性关节炎会有环形红斑的表现,多见于躯干或四肢近端,呈不规则圆圈状,周围红,中央淡,在1~2天内消失,可反复出现。皮下小结见于关节附近的长骨隆起处,分布对称,在皮下隆起,活动不粘连,数量不等。

正确了解风湿性关节炎的临床症状表现,对于患者及时发现病症并接受治疗非常有帮助。患者一旦出现上述症状,一定要尽早就医接受诊断治疗,做到早发现、早治疗、早治愈。

类风湿性关节炎(rheumatoid arthritis,RA)是一种以关节滑膜炎为特征的慢性全身性自身免疫性疾病,简单来说就是自身免疫系统无法"分清敌我",将自身的组织视为敌人,以慢性、对称性、多滑膜关节炎和关节外病变为主要临床表现,其中滑膜炎持久反复发作,可导致关节内软骨和骨的破坏,关节功能障碍,甚至残疾。血管炎病变累及全身各个器官,故本病又称为类风湿病。类风湿性关节炎患者应就诊于风湿免疫科,接受专科治疗。

19 膝关节疼的原因是什么? 和骨关节炎关系大吗?

膝关节是人体最大的、最复杂的关节,很容易受损伤。膝关节疼痛、酸胀、僵硬往往提示膝关节存在相应的问题。

结合年龄、位置及疼痛特点,有助于膝关节疾病的诊断与治疗。其中,不同年龄组患者疼痛的病因不同:

(1)对于少年儿童而言,膝关节疼痛多见于髌骨半脱位、胫骨结节骨骺炎、髌腱炎、股骨头骨骺滑脱、剥脱性骨软骨炎等。

(2)对于成人而言,膝关节疼痛多见于髌股关节痛综合征(髌骨软化症)、内侧滑膜皱襞综合征、鹅足滑囊炎、韧带损伤、半月板损伤、感染性关节炎、髌下脂肪垫损伤(又叫髌下脂肪垫炎)。

(3)对于老年人而言,膝关节疼痛首要原因是骨关节炎,也需要与结晶引起

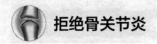

拒绝骨关节炎

的炎症性关节炎相鉴别,如痛风、假痛风、腘窝囊肿等。

而根据膝关节疼痛位置可给予相应鉴别诊断:

(1)膝关节前方疼痛。髌骨半脱位或脱位、胫骨结节骨骺炎、髌腱炎、髌股关节痛综合征(髌骨软化症)等。

(2)膝关节内侧疼痛。内侧副韧带损伤、内侧半月板损伤、鹅足滑囊炎、内侧滑膜皱襞综合征等。

(3)膝关节外侧疼痛。外侧副韧带损伤、外侧半月板损伤、髂胫束肌腱炎等。

(4)膝关节后方疼痛。腘窝囊肿、后交叉韧带损伤。

如果患者出现膝关节疼痛等不适,应及时就诊于骨关节专科门诊,接受规范的关节外科诊治。

20 与膝关节疼痛相关的肌肉有哪些?

膝关节疼痛是骨科临床常见的一种病症,排除膝关节退化或损伤、韧带撕裂、滑囊炎等损伤后,就需要考虑膝关节周围的肌肉问题。

人体有10块肌肉受到损伤后会导致相应的膝关节疼痛,分别是臀小肌、阔筋膜张肌、缝匠肌、股四头肌、跖肌、腓肠肌、比目鱼肌、髋内收肌群、腘绳肌、腘肌。掌握各个肌肉与疼痛症状的对应关系,就能通过患者的主诉以及触诊,结合疼痛位置、疼痛特点及程度,进行鉴别诊断。

疼痛位置标识:

(1)膝部前侧疼痛。股直肌、股内侧肌、内收长肌、内收短肌 。

(2)膝部前内侧疼痛。股内侧肌、股薄肌、股直肌、缝匠肌、内收长肌、内收短肌 。

(3)膝部外侧疼痛。股外侧肌、臀小肌、阔筋膜张肌 。

(4)膝部后侧疼痛。腓肠肌、股二头肌、腘肌、半腱肌和半膜肌、比目鱼肌、跖肌。

具体而言:

(1)臀小肌疼痛常见于跑步过度、长时间不活动、骶髂关节异常、两脚并拢站立、坐着时裤子后口袋放有皮夹等人群。表现是疼痛区域持续疼痛、走路时跛脚、疼痛侧无法侧躺、从椅子站起时大腿疼痛。

（2）阔筋膜张肌疼痛常见于在斜坡行走、蜷曲身体睡觉、屈曲髋关节久坐的人群，表现为屈膝久坐后疼痛，无法向疼痛一侧侧躺。

（3）缝匠肌疼痛常见于扁平足和喜欢跷二郎腿的人群，表现为大腿前面部分感觉异常。

（4）股四头肌疼痛常见于下楼梯时踩空失足、膝盖经常弯曲、大腿上放重物长时间坐着、一只脚压在臀部下坐着等人群。表现为下楼梯时腿部无力，侧卧睡着后因膝关节疼痛而惊醒。

（5）髋内收肌群疼痛常见于髋关节退化性关节炎、保持同一姿势长时间开车、长时间内收髋关节人群。表现为髋关节外展受限，脚部承受体重或扭转身体时疼痛加剧。

（6）腘绳肌群疼痛常见于椅子比腿高压迫到大腿后面、骨盆不对称等人群，表现为晚上因疼痛而睡眠不足。

（7）腘肌疼痛常见于跑步、踢足球、化学受损、后交叉韧带损伤以及严重扁平足人群。表现为患者蹲屈、跑步、上下楼时膝关节后方疼痛和出现绞索现象（指在行走过程中，膝关节突然被锁在某一位置上不能运动，像有东西将关节"卡住"一样，常需要试探着将关节摇摆屈伸，往往在感到"咯噔"响后，关节才恢复原先的活动）。腘肌受损可进一步导致腘肌肌腱炎、腱鞘炎和腘静脉血栓形成。

（8）腓肠肌疼痛常见于走或跑斜坡、骑座垫较矮的自行车、脚踝或腿部骨折、穿高跟鞋、睡觉时踝关节跖屈人群。表现为足背甚至足弓疼痛、夜间阵发性小腿痉挛及间歇性跛行。

（9）比目鱼肌疼痛常见于肌肉暴露在冷的环境中、长时间走上坡路、在海边行走、鞋底太硬、踝关节长时间跖屈等人群。表现为膝关节后方疼痛。

21 如何保证骨关节炎患者能得到规范的管理与治疗？

与其他炎症关节病不同的是，骨关节炎的发病机制仍不是非常清楚，虽然

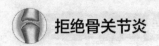
大家都认为它与磨损、衰老、炎症相关,但尚没有完全逆转关节炎过程的治疗方法或灵丹妙药!

实现骨关节炎的规范化管理与治疗一直是医学界努力的方向。我们的建议是:尽量在骨关节专科门诊就诊,多与专科医生沟通,建立规范的、分阶梯的、个性化的治疗方案。

欧美目前都制定了相应的治疗指南,确定了相应治疗的推荐等级,这是骨关节炎研究的进步。中国的学者亦在不断努力,并注重与中国的具体实践相结合,希望能造福广大中国人民。

(张维杰)

第二章
保守治疗骨关节炎

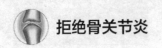

1 给膝关节打玻璃酸钠就是给关节加了润滑剂吗?

玻璃酸钠又称透明质酸。人体的透明质酸主要由成纤维细胞、滑膜细胞和软骨细胞产生。给关节腔注射透明质酸,是作为黏弹性物质的补充,起润滑关节、保护关节软骨的作用。骨关节炎的病理性滑液的流变学特性低于正常的关节滑液,黏胶增补剂的作用是恢复关节的流变学和代谢平衡。以往其曾被写入多个骨关节炎治疗指南,甚至被美国风湿病学会列为 NSAIDS 替代药物治疗骨关节炎。《骨关节炎诊断及治疗指南(2010 年版)》中建议,透明质酸对轻中度的骨关节炎具有良好的效果。《骨关节炎诊疗指南(2018 年版)》认为,玻璃酸钠可改善关节功能,缓解疼痛,安全性较高,可减少镇痛药物用量,对早、中期骨关节炎患者效果更为明显。但其在软骨保护和延缓疾病进程中的作用尚存争议,建议根据患者个体情况应用。

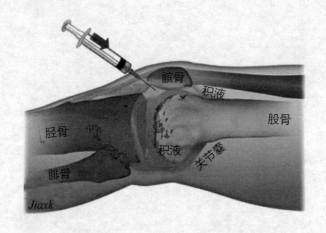

图 2-1 膝关节腔注射

还要注意的是,很多国内患者都是在膝关节骨关节炎已经发展到重度骨关节炎时才去看病,这些人的膝关节软骨往往出现了大范围的剥脱、软骨下骨硬化或骨质疏松、韧带不平衡等,不是单纯补充点润滑液就能起作用,所以有些病情很重的骨关节炎患者反映打完玻璃酸钠后效果不明显或者没效果。

打玻璃酸钠时还需注意： ①关节腔注射本身是一种有创操作，注射时要严格实行无菌操作。如用碘伏消毒后，再进行注射。②每周1次，1次1支，3周为一个疗程。③如果注射后几天出现关节红肿热痛，甚至发烧，可能是关节感染，需及时到医院就诊。

2 得了骨关节炎，可以给膝关节打封闭吗？

"封闭"其实是一种局部麻醉，是通过药物阻断局部神经，起封闭神经的作用。"封闭"里除了局部麻醉药外，还加了一些激素，起消炎止痛的作用。在关节周围注射糖皮质激素以前主要用于治疗膝关节周围的滑囊炎、肌腱炎，非常有效。

它对于治疗骨关节炎也有效吗？目前，关节腔封闭治疗骨关节炎还有争议，建议根据患者个体情况应用。美国医师协会（AAOS）2008年指南推荐使用，2013年的指南不推荐，也不反对，2012年美国类风湿协会（ACR）和2014年英国国家健康学会（NICE）均推荐。我国《骨关节炎诊疗指南（2018年版）》认为糖皮质激素起效迅速，短期缓解疼痛效果显著，但反复多次应用激素会对关节软骨产生不良影响，所以目前建议每年应用2~3次，注射间隔时间为3~6个月。

3 注射富血小板血浆是怎么回事？

富血小板血浆是自体血小板的浓集物，富血小板血浆技术就是把血液中的血小板收集起来的技术。血小板由骨髓造血细胞生成，存在于人体的血液中，富含大量生长因子，在人体自我愈合和修复过程中有更重要的作用，是人体的"再生药"。富血小板血浆技术通过一种离心装置把血液中富含血小板的血浆收集，然后把富含大量生长因子的血小板注射回患者体内，对组织中细胞和基质的再生起促进作用，从而加速组织的修复。只需抽取患者自身20~30毫升的外周血液，通过离心装置把血液中富含血小板的血浆收集起来，然后再注射到患者体内（如注射到膝关节炎患者膝关节腔内），血小板内的生长因子就会促进组

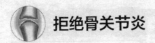

织的愈合。整个技术由抽血至注射等操作仅需要 20 分钟左右。

采用富血小板血浆技术治疗后,患者需要适当休息,避免过度运动,给予患处自身修复时间。做完手术后,患者应留意自身的情况,建议 3 个月至半年复查一次。由于此项技术需要对血液细胞进行分离再注射,因此患有血液疾病的患者不适合进行富血小板血浆治疗,如血小板减少症、白血病等血液疾病。

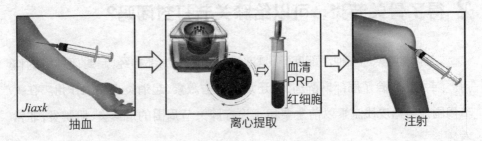

抽血　　　　　　　　　离心提取　　　　　　　　　注射

图 2-2　富血小板血浆（PRP）制备过程

4 欧凯疗法是怎么回事?

欧凯疗法(Orthokine)是由德国杜塞尔多夫的分子生物学家胡里奥·雷恩科博士,以及脊椎骨科医师彼得·韦林研发的技术,是将患者的血液通过特殊处理,萃取血液中的抗炎、生长因子,并重新注射回患者关节中,来产生非类固醇的抗体以减少慢性疼痛和延缓退化性关节炎。该疗法的不良反应包括注射后关节暂时性疼痛及关节感染。

到 2012 年 8 月,全球已有约 6 万名患者做过欧凯治疗,但病例数和长期随访资料较少,且尚未被美国食品药品监督管理局（FDA）认可。因此,欧凯疗法的疗效和安全性还需深入探索。

5 骨关节炎的干细胞治疗是怎么回事?

间质干细胞(mesenchymal stem cells, MSCs)来源于发育早期的中胚层和外胚层低度分化细胞,具有自我增殖及多向分化的功能。已有研究显示,滑膜来源的 MSCs 有更好的向软骨与骨组织、脂肪组织分化的潜能,但因骨髓来源的 MSCs 更易获得,故临床上常抽取骨髓进行 MSCs 的分离、提取。

骨髓 MSCs 可分为未经培育和培育 2 种作用形式,前者是将采集到的骨髓经过处理(如离心),去除其中的血浆、红细胞及血小板后,骨髓中大部分的 MSCs 即存在于剩余的有核细胞中,虽然其含有的 MSCs 数量较低,但其中的其他细胞成分可通过自分泌或旁分泌作用相互影响,有利于 MSCs 的增殖及分化;未经培育的 MSCs 进一步处理,培育传代后就可获得培育 MSCs,其中的 MSCs 数量多,但却存在培育过程中污染、基因突变、细胞转化及 MSCs 的分化能力降低的风险。MSCs 作为一种富含干细胞的注射剂,可经关节腔注射使用,适用于局灶、级别低、早期骨关节炎患者;亦可将其接种于支架上,经外科切开暴露病灶后植入,适用于缺损大、软骨下骨暴露的缺损。MSCs 存在归巢现象,由病损部位表达的趋化因子和干细胞表达的相应配体介导,自主迁移、聚集至损伤、炎症区域,将其注射入关节腔内,将会归巢至软骨损伤区域,在此区域特定的微环境下,自身分泌生长因子及细胞因子(如骨形成蛋白)诱导分化为软骨细胞,并分泌细胞外基质构成透明软骨,达到修复效果。动物模型研究显示,其能更快恢复损伤前运动水平,缓解疼痛,改善软骨退变,减轻滑膜炎症。关节腔注射 MSCs 对膝关节软骨疾病或许有很好的治疗效果,目前尚处于研究阶段。

6 吃钙片能治疗骨关节炎吗?

并非如此!

在民间流传的"神奇补钙故事"确实影响了很多人,但实际上,单纯补钙不仅不能治疗骨关节炎,而且也不能使骨质疏松患者的骨折风险降低,反而会增加肾结石、胃肠道不适等补钙的副作用。

7 氨基葡萄糖、硫酸软骨素,应该吃哪种?

氨基葡萄糖是糖胺聚糖的前体物质(软骨细胞外基质蛋白多糖的一种主要

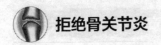

成分),口服后90%能被吸收入体内,并且迅速到达关节软骨组织,刺激软骨细胞合成生理性的聚氨基葡萄糖和蛋白多糖,刺激滑膜细胞合成透明质酸。此外,其可抑制损伤软骨的酶(如胶原酶和磷脂酶A2)的活性,具有轻度抗炎作用。但是,长期服用氨基葡萄糖可出现胃肠道不适,如疼痛、腹泻、呕吐等。

硫酸软骨素是软骨细胞外基质蛋白多糖的一种类型,其保护关节软骨的作用机制至今未明。目前,多数研究认为硫酸软骨素是一种显效缓慢、作用稳定而不良反应少的药物,建议每天服用800~1200毫克。分次服用疗效更好。

《骨关节炎诊疗指南(2018年版)》提出:有的研究认为氨基葡萄糖、硫酸软骨素有缓解疼痛症状、改善关节功能、延缓病程进展的作用,但有的研究认为并不能延缓疾病进展,目前该类药物对骨关节炎的临床疗效尚存争议。有症状的骨关节炎患者选择性使用一种就可以。

8 骨关节炎患者应该吃哪种止痛药?

三阶梯止痛法是1986年世界卫生组织(WHO)推荐的,包括3个大的阶梯,每一阶梯都有相应的疼痛控制方法及适用药物。这是将临床疼痛治疗列入世界范围内解决疼痛问题的原则。

(1)非甾体镇痛抗炎药。 可抑制环氧化酶和前列腺素的合成,对抗炎症反应,缓解关节水肿和疼痛。可选用布洛芬类(Ibuprofen)、双氯芬酸(diclofenac)、塞来昔布(celebrex)或依托考昔(Etoricoxib)。此为一大类化学结构不同的具有抗炎、止痛、解热等功能的非类固醇药物,常用于骨关节炎的治疗,特别是在骨关节炎的"炎症期"使用较多。值得关注的是,一些临床试验观察到,某些非甾体镇痛抗炎药会抑制软骨合成,加速软骨退化,但结论尚待更多的研究来证实。此外,非甾体镇痛抗炎药可引起胃肠道、肾脏损伤,尤其是胃炎等不良反应。特别在中老年人中较为突出,应慎用该药。近年来相继推出的环氧合酶2(COX-2)选择性抑制剂(如塞来昔布、依托考昔等)可减少胃肠道不良反应。但美国药品食品管理局提醒使用者,长期服用塞来昔布也有引起高血压、心脏病的危险。此外,也可在关节局部使用非甾体镇痛抗炎药的外用剂型(如扶他林乳胶剂等)可极大减少副作用。

镇痛药物是否会对软骨组织产生不良影响,各方面的研究结果分歧较大。目前普遍认为,非选择性 NSAIDs 对关节软骨有害,而选择性 NSAIDs 对关节软骨有利,因此需要患者根据个体情况进行选择。

乙酰丙胺类镇痛剂:对乙酰氨基酚(acetaminophen)具有良好的解热镇痛作用。不少资料显示,该药用于骨关节炎时的疗效与非类固醇类抗炎药(NSAIDs)相似,且对胃肠黏膜、肝、肾均较安全,适合中老年患者使用。该药无明显的抗炎作用,而骨关节炎本质上并非炎性疾病,因此美国风湿病学会(ACR)将其作为骨关节炎治疗的首选药物。

(2)曲马朵(Tramadol)。 为非阿片类中枢性镇痛药,但与阿片受体有很弱的亲和力。其作用强度为吗啡的 1/10~1/8。无抑制呼吸作用,依赖性小,镇痛作用显著,但可引起呼吸抑制、心悸、眩晕、恶心和便秘等不良反应,且可产生依赖性,应掌握用药适应证。曲马朵引起的不良反应相对较少。老年人应慎用此类药物。

(3)阿片类镇痛药。 主要包括可待因、双氢可待因、氢吗啡酮、羟考酮、美沙酮、吗啡、芬太尼和哌替啶等,反复使用将引起机体耐受成瘾。阿片类物质的成瘾症状包括渴求、焦虑、心境恶劣、打哈欠、出汗、起鸡皮疙瘩、流泪、流涕、恶心或呕吐、腹泻、痛性痉挛、肌肉疼痛、发热和失眠等。

9 骨关节炎患者合并失眠症应该吃什么药?

失眠是一件非常痛苦的事情,在骨关节炎患者中,患有失眠症的不在少数。所以,若骨关节炎患者合并失眠症应该积极治疗。除了艾司唑仑、地西泮等镇静剂常用药外,催眠剂[酒石酸唑吡坦(zolpidem tartrate)]在美国也较常使用。

10 骨关节炎患者可以吃消炎药吗?

消炎药和抗生素是 2 种不同的药物,只是在国内,由于用药的不规范和认

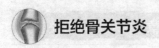

识的误区,人们通常把这2种药统称为消炎药。这2种药都有消除炎症的功能,所以很多人误以为消炎药等于抗生素,一旦感觉自己某个部位发炎了,就第一时间奔向药店自行购买抗生素。实际上,骨关节炎是关节的无菌性炎症,目前不推荐也不需要吃抗生素,盲目使用抗生素不但没有效果,长期用药还会引起细菌耐药、真菌感染等。

11 "软化骨刺"的药物可以软化骨刺吗?

门诊每天都会碰到要求开"软化骨刺"药物的患者。他们往往一听到自己长了骨刺就很紧张,一些患者甚至千方百计寻求"软化骨刺"的药物,可服用一段时间后,却发现骨刺并没有消失。其实,骨刺是在关节软骨破坏区周围出现的骨质增生,是已经形成的骨质,依靠所谓的"软化骨刺"药物是不能消除的。如果骨头可能通过药物软化消除,那么,这种药物就可以对人的正常骨头软化,这将带来严重的不良反应。事实上,市场上各种号称能"软化骨刺"的药物,基本上都达不到"软化骨刺"的效果。

那么应该怎样处理骨刺呢? 一般来说,不影响关节活动的骨刺不需要处理,少数骨质增生严重、有游离体影响到关节活动的患者,可以进行关节镜下清理术。若症状严重影响日常生活,X 线片显示关节间隙明显狭窄,且采用营养骨骼补充品、减肥、避免剧烈运动等措施无效时,则需要进行人工关节置换术。

12 中草药对膝关节骨关节炎有用吗?

在我国,有大量患者曾使用中草药内服或外用来治疗关节炎,但其临床使用没有相应的指南。中药外用疗法是在膝关节表面采用中药敷贴、涂抹、热熨或熏洗的方式,以改善局部血液循环、降低局部神经敏感性来达到治疗效果。这些外用药物大多为复方中药制剂,如复方活血膏。中医理论认为,膝关节骨关节炎的根本病因是肝肾亏虚,诱因是寒邪入侵,病理结局是瘀血积滞,故内服中药疗法主要是从补肝肾、祛湿、活血方面进行治疗。有文献报道,玫瑰果实粉末、鬼爪草、玄参能缓解关节炎疼痛。建议患者到正规的中医医院寻求相关治疗。

13 营养补充剂对膝关节骨关节炎有用吗?

现在市面上的保健品和营养品众多,效果众说纷纭,但都被统称为营养补充剂。其多由氨基酸、多不饱和脂肪酸、矿物质与维生素中的一种或多种组成。在美国,超过1/3的人采用营养补充剂保健,而这些营养补充剂的成分没有得到良好的监管,目前尚不清楚其和处方药是否存在相互作用。此外,某些特定疾病禁忌使用一些营养补充剂。尽管一些研究表明营养补充剂可以使一些患者受益,但医师应审慎推荐任何一种营养补充剂。和传统药物不同,草本药物不受食品药品监督管理局监管,患者自己也需要知道"来自天然草本药物"并不等同于"安全"。

一些常见的营养补充剂有:

(1)S-腺苷甲硫氨酸(SAMe)。 由蛋氨酸在体内合成,主要用于治疗抑郁、肝疾病和骨关节炎,但用于治疗骨关节炎的作用机制不明。有研究提示,其能通过促进蛋白多糖的合成和抑制炎性反应来达到镇痛效果。

(2)甲基磺胺甲烷。 甲基磺胺甲烷是二甲基亚砜分解产生的硫化合物。它作为非处方营养补充剂和洗剂出售,宣称能治疗关节炎。二甲亚砜已被广泛用于兽医学治疗肌骨骼相关疾病,包括关节炎。二甲亚砜和甲基磺胺甲烷被认为是有效的抗炎剂。少数临床研究结果显示,甲基磺胺甲烷能适度缓解骨关节炎引起的疼痛和肿胀。

(3)ω-3脂肪酸。 ω-3脂肪酸是促进人类健康的必需营养素,无法通过人体合成,必须通过食物或补充剂摄入。某些鱼类(如鲑鱼和金枪鱼)富含这种营养物质。应谨慎使用ω-3脂肪酸,因其可能会增加抗凝药[华法林(香豆素)或硫酸氢氯吡格雷(波立维)]的作用,大于3克/日的剂量会增加出血和一些严重疾病(如脑出血)的风险。

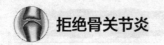

14 抗骨质疏松药对骨关节炎有效吗?

抗骨质疏松治疗可有效改善膝关节骨关节炎症状及延缓进展,其理论依据为:早期可观察到骨关节炎患者软骨下骨及软骨间的分子连接遭到破坏,软骨下骨再吸收明显,如软骨下骨再吸收程度增大到不能支撑其覆盖软骨时,会加速骨关节炎进展。据此,二磷酸盐类抗骨质疏松药物,可抑制破骨细胞的活性,抗骨吸收以改善软骨下骨的病理改变,保护关节软骨,但临床证据不足,目前仍处于研究阶段。诱导型一氧化氮合酶可促进产生更多自由基———氧化氮,介导炎性反应过程,导致生成大量的针对软骨细胞及其基质的水解酶,使其崩解。因此,使用 NOS 抑制剂有望逆转关节炎退变。老年人软骨细胞中的线粒体也会出现相应老化,导致线粒体功能障碍和 DNA 损伤,增加促进炎性反应的细胞因子生成,可使软骨细胞出现氧化应激、凋亡、基质分解、软骨钙化。因此,积极锻炼、使用改善线粒体代谢的药物(如白藜芦醇)有助于延缓关节软骨的退变。基质金属蛋白酶可使软骨组织中的胶原分解,大多炎性细胞因子可促进其合成和提高其活性,从而加重关节软骨组织的损伤,而基质金属蛋白酶拮抗剂可对抗这种损伤。

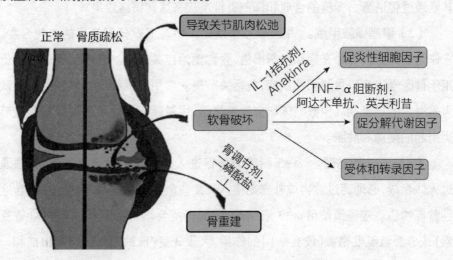

图 2-3　骨关节炎的药物治疗分子机制

15 哪些食物能够减轻关节疼痛?

1）纤维素: 研究提示,纤维素有利于减轻全身的炎症因子,而且纤维素能增加葡萄糖敏感度,有助于阻碍脂肪的吸收,减轻体重。推荐每千克体重每天摄入纤维素33克。

(1)水果。纤维素含量较高的水果有:梨、带皮的苹果、草莓、蓝莓、牛油果。

(2)蔬菜。纤维素含量较高的蔬菜有:甘蓝菜、豌豆、冬瓜、西兰花、芹菜。

(3)谷物。纤维素含量较高的谷物有:燕麦、棕米、全麦面包、扁豆、黑豆。

(4)坚果类。纤维素含量较高的坚果有:杏仁、亚麻籽、黄豆。

2）不饱和脂肪酸饮食: 含不饱和脂肪酸较高的肉类有:羊肉、水牛肉、火鸡、三文鱼、沙丁鱼、比目鱼、鳟鱼。含不饱和脂肪酸较高的油类主要是植物油,如橄榄油、菜籽油、花生油。另外,奶酪和黄油中也包含较高的不饱和脂肪酸。

3）低糖饮食: 研究结果提示,糖尿病与骨关节炎有密切关系。果糖是常见的食品添加剂,长期摄入果糖的人血中甘油三酯的水平高于摄入葡萄糖或糖的人,而且对于关节内胶原蛋白不利。长期摄入果糖与糖尿病密切相关。关节炎患者应该远离包含高果糖的饮料。

16 骨关节炎患者可以打太极拳吗?

膝关节骨关节炎患者不建议打太极拳,因为长时间保持膝关节弯曲会加重膝关节疼痛和膝关节病变。膝关节是人体下肢支撑身体最重要的关节,会随着年龄增长,出现功能减退,骨密度降低,甚至产生骨质增生等退行性变。如果本身存在膝关节的问题,又在练习太极拳时反复练习错误动作,膝关节活动的轨迹会发生异常,关节软骨受到异常错动磨损,易引起膝关节肿胀、疼痛。练习太极拳的中老年朋友如果发现膝关节疼痛,要科学分析原因:是由初练引起的肌肉、膝关节酸痛,还是不正确的姿势、方法引起的疼痛? 若是前者,只要适当注意劳逸结合,就会慢慢恢复;如是后者,一定要停下来休息。

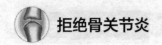

曾经有研究得出,练习太极拳的人中,有一半人可以减轻膝关节骨关节炎,另一半人则不行,甚至会加重疼痛。这样的结果无疑会令患者更加疑惑。那么怎样选择呢? 如果是从很年轻时开始练习太极拳,且从未出现过膝关节疼痛,那它对于膝关节骨关节炎是有预防作用的;如果膝关节已经出现了疼痛,或者已经确诊为膝关节骨关节炎,多数人症状会加重,少数人病情还会恶化。所以,已经得了膝关节骨关节炎者,尽量不要打太极拳。

17 膝关节骨关节炎患者可以贴膏药吗?

早期膝关节骨关节炎贴膏药是有作用的,但是治标不治本,仅起到消炎、活血和止疼的作用,不会从根本上让膝关节变好! 最好选择透气、不过敏的膏药,并尽量间断使用。如果频繁使用,甚至每天不间断地贴,皮肤不透气,很多人会出现过敏或皮肤破损的现象。

疼痛是骨关节炎最主要的表现,所以,不少患者会求助于贴膏药。然而,这些治疗只能缓解一时的症状,疼痛还会反复发作,最终疾病进展,导致关节肿大变形、关节僵硬发紧等更为严重的情况出现。有一点要特别注意,目前国内骨关节炎患者就诊率低、确诊晚、患者依从性差是其主要特点。如有些患者发生骨关节炎,关节疼痛,自己到药店买膏药、止痛药自行缓解,等到三五年后,病情加重走不了路才到医院治疗。

18 物理疗法对骨关节炎有用吗?

物理疗法(简称理疗)有消炎、消肿、促进血液循环、促进炎症吸收、改善机体功能的作用,同时又能使局部的肌肉放松,起舒筋活络和消炎止痛的作用。物理治疗师可以与患者一起创建个性化的锻炼计划,以加强关节周围的肌肉力量,增加运动范围并减轻疼痛。在骨关节炎早期应用理疗,有利于缓解骨关节炎的关节疼痛及僵硬感,使关节保持一定功能,增加肌力,对骨关节炎有辅助治疗作用。目前,治疗骨关节炎的物理疗法繁多,疗效评价不一。

但许多情况下,理疗的效果还取决于患者具有的理疗条件及患者自身对理疗的反应。常规的理疗方法有:热疗、超短波、红外线、蒸气浴、蜡疗、离子导入、按摩等。患者可在医生指导下,根据当地的理疗设备条件灵活选用。有研究者根据全球 17 个临床应用指南的推荐程度将理疗总结为:强烈推荐(手法治疗、经皮神经电刺激、水疗)、推荐(热透疗法、电刺激、胶布贴扎)、谨慎使用(超声、夹板)、不推荐(激光、磁疗、针灸、推拿按摩)。

19　治疗膝关节骨关节炎时要抽积液吗?

严重的骨关节炎合并关节积液的老年人,膝关节长时间疼痛经常发作膝关节内肿胀,拍磁共振会显示膝关节内积液。对于这部分膝关节骨关节炎患者,短期发作的大量膝关节积液,建议先采用外敷和口服药物的方法减少关节积液,如果效果不好,肿胀明显,可以考虑到正规的医疗机构把积液抽出来。

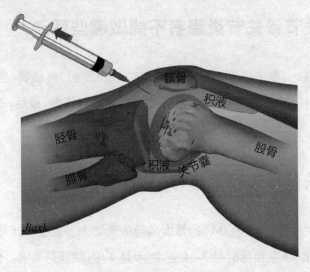

图 2-4　膝关节腔抽液

20　膝关节骨关节炎患者应该穿什么鞋?

骨关节炎患者选一双合适的鞋子,对于身体恢复非常重要。长时间穿高跟

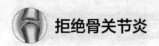

鞋会加重病情。高跟鞋会使脚跟抬升而身体被迫前倾,腰部和膝关节因此而承受了更重的负担,会加剧关节的磨损,对于骨关节炎患者极其不利。那么选择平底鞋就对了吗?其实不然,穿平底鞋行走时,体重会过多地压在脚后跟上,走路时间长了,上传的冲力可能会导致人的足跟、踝、膝、髋、腰等部位出现疼痛和不适,久而久之可能会引发和加重骨关节炎。骨关节炎患者最好选择一双厚底、鞋底较软的鞋,有防滑波纹更好,可以防止滑倒。

还有一种外侧楔形鞋垫可能对骨关节炎患者有益处。外侧楔形鞋垫是通过改变下肢力线,减少膝关节内侧负荷,帮助减少膝关节疼痛。但其临床结果尚有争议。在近期的骨关节炎治疗指南中,美国风湿病学会不推荐将外侧楔形鞋垫作为膝内侧骨关节炎的治疗手段,而骨关节炎研究协会国际治疗指南则指出:"外侧楔形鞋垫对于某些胫骨股骨内侧间室的骨关节炎患者可能有症状上的收益。"所以,患者需要依据个体情况选择适合的鞋子。

21 膝关节骨关节炎患者不能做哪些活动?

首先,建议少做一些竞技性的运动;其次,少爬山、爬楼梯,当我们在爬楼梯、爬山的时候,膝关节内的承重增加,会加重膝关节伤害;最后,不建议患者打太极拳。

22 膝关节骨关节炎患者要减肥吗?

超重是发生骨关节炎(OA)的最大风险因素之一。直立和走平路时负重是体重的 1~2 倍,上下楼梯时是 3~4 倍,跑步是 4 倍,跳跃是 8 倍。体重每增加 1 千克,步行或跑步时膝关节承受的压力就会分别增加 3 千克和 10 千克。膝盖承受过多的体重会导致关节不稳和肌肉无力,并增加骨骼和韧带的负荷。美国骨科医师学会(American Academy of Orthopedic Surgeons, AAOS)(第二版)认为,如果 BMI>25,膝关节的健康就会大打折扣,故指南强烈推荐减肥治疗。对于 BMI>25 的症状性骨关节炎患者如果减肥 4.5 千克,可减少 50% 患骨关节炎的风险。而饮食与关节炎的发生息息相关，高脂、高糖饮食也会增加关节炎风险。

毫无疑问，将饮食与身体活动相结合是减肥的关键。但对于患有肥胖症和骨关节炎的人来说，运动可能会比较痛苦；对于骨关节炎患者而言，锻炼说起来容易，做起来却很难。

23　膝关节骨关节炎患者应该多活动还是少活动？

大家对骨关节炎患者运动锻炼的一个常见认识误区是：骨关节炎是一种磨损性疾病，运动会导致关节磨损，所以一旦得了骨关节炎就不敢再运动了，甚至连日常走路都小心翼翼，"能走半米，绝不走一米"。其实，众多的研究证实，运动锻炼能有效治疗早期骨关节炎，而且费用低廉，几乎没有副作用。美国、加拿大、澳大利亚等国，以及欧洲国家已有 20 余个骨关节炎运动锻炼的指南。国际骨关节炎研究协会指南强烈建议髋、膝关节骨关节炎患者应该坚持进行规律性的有氧锻炼，以及肌肉强度和关节活动度锻炼；英国国家优化卫生与保健研究所的指南则认为，骨关节炎患者，无论是年龄、并发症、疼痛严重程度，还是功能障碍程度如何，均应将运动锻炼作为其核心治疗方法。运动锻炼应包括局部的肌肉强度锻炼和全身的有氧运动。

运动锻炼有什么好处？首先，它可以增强肌肉力量，强健的肌肉可以更好地保护关节；其次，运动锻炼可以帮助关节软骨获得营养——软骨没有血液供应，需要通过运动挤压从关节液获得营养，长期不活动的人关节软骨更容易退化；最后，运动锻炼对全身器官（如心、脑、肺等）都有益处。

关节疼痛的症状通过物理疗法得到缓解后，就要及早进行适当的体育运动和功能锻炼，以强化骨骼和软组织，增强关节周围的肌肉力度和耐力，减轻关节的僵硬感，增加关节活动度。我们推荐使用"2 小时原则"：如果在活动锻炼后，病变关节疼痛达到甚至超过 2 小时，意味着其活动过多，要减少运动量了。

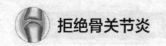

24 骨关节炎患者如何把握运动时长？

要使运动达到预想的效果，必须要有规律的运动计划。每周的运动总时长应为 2.5~3.5 小时，包括有氧运动、抗阻力运动和柔韧性训练。不应该每天运动，最好是每隔 1 天运动 1 次，使关节得到充分休息。推荐的每次运动时长：有氧运动每次 20 分钟，抗阻力运动 20 分钟，柔韧性训练 10 分钟。推荐的每周运动次数：有氧运动每周 3 次，抗阻力运动每周 2 次，柔韧性训练每周 3 次。

25 骨关节炎患者如何避免运动时的疼痛？

运动前应做热身运动，使身体的各个关节部位逐渐舒展，再开始正式的运动，可以一定程度上避免运动时的疼痛。如果运动后关节疼痛加重或肿胀，建议按以下 4 个步骤可有效减轻疼痛：第一，躺下休息；第二，冰敷，冰块不要直接接触皮肤，可用毛巾包裹冰块，冰敷 20 分钟，间隔 10 分钟；第三，加压，轻轻加压冰块于关节部位；第四，抬起关节，使其高于心脏位置。

26 骨关节炎患者可以做哪些有氧运动？

理论上，所有负重的运动对膝关节都有损害，因此，我们首先要考虑不负重或负重小的运动，也就是非负重状态下的运动。

（1）游泳。游泳是最好的运动方式，可以锻炼全身的肌肉，而且因为膝关节处于非负重状态，所以基本上不伤膝关节。但游泳时应注意不要用力过猛。比如蛙泳的时候用力过猛，也容易引起内侧半月板后角的损伤。当然，这种损伤概率非常小。

（2）平地骑自行车。平地骑自行车时，由于人是坐在坐垫上，膝关节基本上也不受力，同时又能做到膝关节的运动。但是骑自行车上高坡的时候，由于膝关节处于负重受力的状态,对于膝关节也有一定的磨损。当然,即使在平地上骑自行车也不要骑得非常快,否则膝关节也会受到磨损。

（3）走路或者慢跑。走路或者慢跑时,因为是负重状态,对膝关节难免有所损伤。但是这 2 种运动的磨损相对其他剧烈运动是比较小的。在急性发作期之后,患者可以开始一些快走或者是类似慢跑的训练。但是,刚开始训练的时候,最好控制一下训练的时间以及强度,随着时间的推移和膝关节承受能力的加强,可以慢慢加强训练量。

27　膝关节骨关节炎患者应该做哪些室内锻炼?

锻炼关节的目的是增强膝关节周围的肌肉力量和膝关节活动度。锻炼计划应该具备短期和长期目标,短期目标在 2~3 周可以达到,短期目标的实现可以增强患者的信心和锻炼的兴趣。锻炼时间从每天 20 分钟、每周 2 天开始,随着患者能力提高而逐渐增加。每次锻炼包括热身活动、锻炼和放松 3 个阶段。热身活动 5~10 分钟,做低强度的关节重复活动;锻炼内容包括关节活动练习、抗阻力锻炼、耐力训练;放松期 5 分钟,可以无阻力伸展锻炼的肌肉。

1）膝关节热身活动: 双脚与肩同宽站立,双手扶膝,上身放松,腰背挺直,屈膝半蹲后缓慢伸直双腿,保持膝盖朝正前方,膝关节不要超伸锁死,感受膝关节周围肌肉轻微的酸胀感。

2）锻炼:

（1）关节活动练习。通常是康复过程的第一步。主要目的是减轻僵硬,增加关节活动,防止软组织挛缩。炎性关节炎和非炎性关节炎的活动范围是不同的,类风湿关节炎的急性期关节活动应在无痛范围内,非炎性关节炎进行无阻力关节伸展。注意事项:①轻度疼痛和僵硬时选择睡前锻炼;②锻炼前洗热水澡或局部热敷;③锻炼前尽量放松;④关节运动缓慢,患者在舒适的范围内进行轻柔的运动,关节运动最后有一点阻力;⑤在关节运动最后角度停留 10~30 秒;⑥避免疼痛,炎症期减小活动范围。

（2）抗阻力锻炼。可以有效改善肌肉力量稳定关节。制订计划时要考虑以

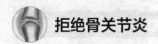

下几点：①关节稳定性和炎症的程度；②不使肌肉疲劳；③阻力必须小于肌肉最大力量；④炎症活动期，应做等长肌肉练习或无阻力关节活动，次数减少；⑤炎症期的关节不能做等张肌肉练习；⑥关节疼痛超过 1 小时和关节肿胀提示运动过度。

（3）耐力训练。①跳绳：是对付肥胖、预防血脂异常、高血压最切实可行的方式，也是一个很好的锻炼耐力的有氧代谢运动；②健美操：可以在室内自己做，也可以买一些健美操教程的 DVD，边看边跟着音乐做，轻松消耗热量，而且比其他有氧运动见效更快；③踏步机：是最流行的室内有氧健身运动，运动量不是很大，但每小时却能消耗较多的热量。如果家里没有踏步机，可以用箱子或杂志堆起来。

3）**放松：**①俯身腿部后侧静态拉伸。要点：右腿屈膝，左腿伸直前伸，脚尖自然，不可绷直或勾起；上身保持正直，腹部向前贴近大腿。大腿后侧有轻微牵拉感。②腿部前侧拉伸。要点：自然站立，勾起左脚，左手握住左脚脚踝，收紧腹部；左手发力向上拉，髋部前顶，直至左侧大腿前侧有明显牵拉感，保持住。

28 骨关节炎患者可以做哪些抗阻力训练？

抗阻力训练是一些能加强患者骨骼肌肉的运动。外部的阻力（如重物）能造成肌肉收缩，可以增加肌肉密度、强度和持久度。这个重物可以是哑铃、杠铃、壶铃、阻力带、患者的体重、瓶装水、砖头等。只要它的重量可以引起肌肉收缩，就能算抗阻力训练。建议骨关节炎患者做以下抗阻力运动：

（1）**贴墙半蹲。** 靠墙身体站直，然后向前迈一只脚，距离墙大概 30 厘米左右，另外一只脚也跟上来，手扶墙身体蹲下来。蹲到膝关节疼痛的这个位置，保持住不动。3~5 分钟做一组。如果身体比较好，可以做 10~20 分钟。这个动作可以分 3 个角度来做，90 度做一下，然后扶着墙慢慢起来；100 度做一下，再往高起，脚往后错一点；120 度左右再做一下，时间同前面的一样。这样来回练习效果非常好。

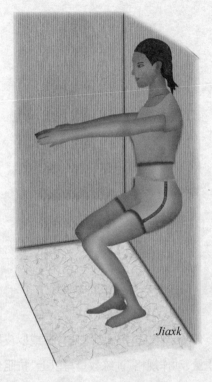

图2-5 贴墙半蹲锻炼

（2）**抗阻伸膝**。 坐在床边（椅子或器械上），患侧脚踝部负重，或者将弹力带一头绑到脚踝，一头绑到椅子腿上，在完全伸直至70度范围内行抗阻伸膝练习。动作节奏为：快上——稍做停顿2秒——慢下，所负重量以在重复动作10~15次范围内可达充分疲劳且不产生疼痛为宜。如疲劳与疼痛发生冲突时，优先控制疼痛，适当延长动作中停顿的时间以加强训练效果。每做10~15次休息半分钟，连续做60~90次/组。此项练习健侧亦可进行，但应注意适当增加范围及负荷量以作区分。这项练习对于下肢非伸膝装置（股四头肌、髌骨、髌腱）损伤早期的患者一般都适用。如果患肢主动伸直功能受限，应着重强化在过伸位至屈膝30度位范围内的抗阻伸膝练习，强化股内侧肌力量，动作标准不变。

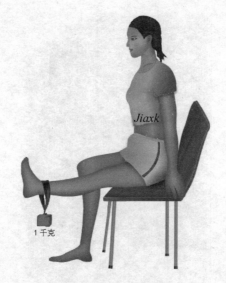

图 2-6　抗阻伸膝锻炼

（3）抗阻屈膝。　俯卧于床上，患侧脚踝处负重或以皮筋束于其上，进行最大范围内抗阻屈曲，所负重量、动作规格、训练数量与以上"抗阻伸膝"动作相同。这个练习的目的是强化大腿后群肌力（腘绳肌）。作为前群股四头肌的拮抗肌，后群肌肉在维持整个关节平衡和关节运动可控性的功能中起着非常重要的作用，且此动作不会引起髌股关节面压力增大，对即使是比较严重的退行性骨关节病患者依然适用。

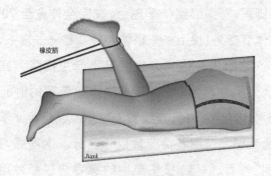

图 2-7　抗阻屈膝锻炼

（4）患侧单腿支撑（金鸡独立）。　左脚尖往外撇，身体渐渐左转，重心渐渐向前移于左腿，左腿屈膝前弓，蹬右腿，右脚脚跟先离地向前提膝，随即左腿渐渐起立,成左独立。

（5）**直腿抬高练习。** 仰卧平躺在床上,先用最大力量把腿伸直,之后抬起腿,大概抬到脚后跟离床面 15 厘米左右的高度。注意一定要伸直膝关节,这样才能充分动员股四头肌的肌纤维。练习一段时间之后,力量提高了,可以改成坐位练习。就是坐在床上,坐直上身,然后再直抬腿。因为坐起来之后髋关节屈起来,髂腰肌放松了,不参与收缩,不能帮股四头肌的忙了,所以更累,对大腿前侧肌肉的练习也更好。

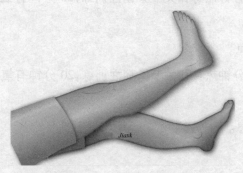

图 2-8 直腿抬高练习

（6）**股内侧肌训练（夹枕头）。** 采取平卧位或坐位,双腿弯曲,双膝中间夹 1 个枕头,双膝同时用力并保持 5 秒后放松。重复,10 次为一组。

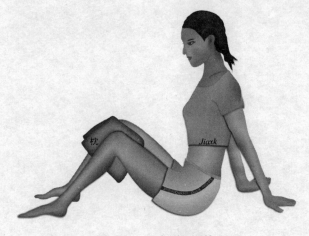

图 2-9 股内侧肌训练

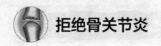

29 骨关节炎患者如何科学制订每周的运动计划？

（1）周一。10分钟热身和关节柔韧性训练，20分钟有氧运动，20分钟抗阻力训练。

（2）周二。休息。

（3）周三。10分钟热身和关节柔韧性训练，20分钟有氧运动，20分钟抗阻力训练。

（4）周四。休息。

（5）周五。10分钟热身和关节柔韧性训练，20分钟有氧运动，20分钟抗阻力训练。

（6）周末。休息。

（贺　强）

第三章
手术治疗骨关节炎

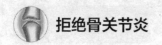

1 膝关节置换术是换掉膝盖吗？

谈起膝关节置换术，可能大多数人想的是通过手术把关节锯掉，然后换一个新的。其实不是。打个比较形象的比喻，关节置换就像做烤瓷牙一样，牙坏了把表面坏掉的那一层磨掉，然后镶一个金属或陶瓷的假牙。而膝关节则是把股骨（大腿骨）表面薄薄的一层骨头去掉，同时把胫骨（小腿骨）表面坏掉的一层薄薄的关节面（包括骨刺）去掉，最后在上下骨头表面各自镶一个金属的套，在上下金属中间再放一个光滑又耐磨的聚乙烯垫片。这样走起路就是假体和假体之间的摩擦，而不是骨头磨骨头，也就不会像做手术之前那么疼了。

膝关节置换术包括单间室膝关节置换术、双间室膝关节置换术以及全膝关节置换术。那么，同样都为膝关节置换术，不同的手术方式有什么区别呢？它们分别对应什么类型的患者呢？首先需要明白，人类的膝关节分为内侧、外侧和前侧3个部分，我们将其分别称为内侧间室、外侧间室和髌股关节间室。

简要来说，对于单间室膝关节置换术，包括单髁置换术/髌股关节置换术，它是在仅有一部分膝关节发生磨损、疼痛仅局限于内侧、外侧或前侧单一部分而关节其他部位无明显不适时所需要的手术。髌股关节置换术主要针对那些平时走路不疼，仅蹲下起来或爬楼梯时髌骨（膝盖骨）疼痛明显并影响日常生活的患者。双间室膝关节置换术适用于那些疼痛局限于内侧或外侧膝关节并伴随髌股关节疼痛明显的患者。全膝关节则适应于膝关节所有部位均发生磨损或退变严重的患者。

如果把关节置换比喻成换车轮子来说，单间室膝关节置换术或髌股关节置换术就是换1个轮子，双间室膝关节置换术就是换2个轮子，而全膝关节置换术则是换掉所有的轮子。有时候1个轮子换完，汽车还可以正常行驶，自然不需要换掉其他的轮子；而有时候尽管只坏了1个轮子，但其他轮子也都快换了，一次换掉所有的轮子无疑是最好的选择。

2 膝关节置换术的原理是什么?

人工关节置换术是指采用金属、高分子聚乙烯、陶瓷等材料,根据人体关节的形态、构造及功能制成人工关节假体,通过外科技术植入人体内以代替患病关节的功能,从而达到缓解关节疼痛,恢复关节功能的目的。人工关节置换术主要包括髋、膝关节置换术。对于膝关节置换术,由于股骨(大腿骨)和胫骨(小腿骨)的特殊解剖结构,人工关节假体的结构也比较特殊。固定于股骨(大腿骨)的人工关节像一个金属套一样紧紧地包绕着股骨远端,而固定于胫骨(小腿骨)的人工关节则像一个金属盘一样,位于胫骨的上面。此外,由于上、下人工关节假体都是由金属制成的,金属和金属之间比较容易磨损,因此需要在金属之间放置一个光滑且高度耐磨的聚乙烯垫片。这样在膝关节活动的过程中,患者不会感到关节之间的摩擦,甚至会忘记曾经换过膝关节。通过膝关节置换术,一方面可以用人工关节代替磨损的关节面,从而达到减轻疼痛、恢复关节活动度的目的;另一方面可以纠正由于膝关节韧带不平衡导致的关节内翻("O"形腿)或者外翻("X"形腿)。手术之后,患者的内翻或外翻症状将会得到很好的改善,由于关节不"正"所导致的疼痛症状也会得到极大的改善。

此外,膝关节置换术中还包括髌骨置换。什么时候才需要置换髌骨呢? 简单来说,如果患者的髌骨(膝盖骨)具有严重的骨质增生或磨损,那么在手术中需要进行相应的髌骨置换。髌骨置换并不是将髌骨整个切掉然后换一个新的,其实它就像膝关节其他部位的置换一样,它也是仅仅将磨坏的髌骨进行修理打磨,待打磨平整后将髌骨假体通过骨水泥固定在上面。通常髌骨假体是一个半球形的聚乙烯假体,将它固定在膝盖骨上以后,它可以替代膝盖骨在股骨假体上滑行,以便于患者伸、弯腿。此外,可以很大程度上减轻患者蹲、起时膝盖前方的疼痛。另外,它还可以起到支撑点的作用,在患者伸腿的时候为肌肉及肌腱提供一个支点,使患者可以将膝关节伸直。

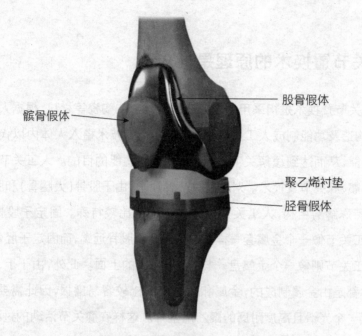

髌骨假体

股骨假体

聚乙烯衬垫

胫骨假体

图 3-1　全膝关节置换实体图

3 膝关节骨关节炎患者如何判断自己是否需要做手术?

首先,如果年龄在 60 岁以上,膝关节长期疼痛,活动后加重,休息后可好转或没有明显的好转,且疼痛严重影响日常生活,同时还有以下几种情况中的一种:

(1)不能顺利地步行 500 米以上;

(2)坐沙发或者站起来非常困难;

(3)膝关节发生了向内或者向外的弯曲;

(4)休息时膝关节也有疼痛。

其次,还要对膝关节进行 X 线、CT 或核磁共振等检查。膝关节 X 线片上有严重的骨赘形成,或者显示出关节间隙明显狭窄;CT 有和 X 线片上类似的表现;核磁共振上显示关节问题不是因为周围软组织损伤,而是由于软骨的剥脱、骨髓的水肿等导致。

如果出现了上述情况,是否需要进行关节置换手术还要进一步评估。首先,患者由于疼痛,改变了既往的生活方式,如减少爬楼、爬坡、下蹲等。其次,进行了理疗、按摩等保守治疗。此外,由于长期疼痛,患者还长期服用止疼药。经过上述治疗,症状仍反复发作或一直无明显好转,说明患者可能需要手术治疗了。

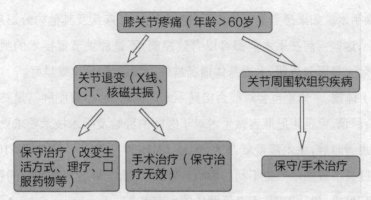

图 3-2　膝关节骨关节炎治疗流程图

4 怎样判断患者是否可以接受膝关节置换术?

关于患者是否可以接受这个手术,除了分析患者的关节情况外,还要评估患者的年龄、身体情况。

（1）**年龄**。　年龄是决定是否进行关节置换的重要因素,因为我们必须考虑患者的活动水平以及假体的生存时间。如果患者比较年轻,活动水平更高,寿命将比假体生存期长,将来很有可能需要翻修术,翻修术在技术上要比初次置换困难,预后也不如初次置换好;如果患者处于最佳的年龄段,这样以后才不用进行翻修手术。尽管随着材料的发展、手术技术的提高以及人均寿命的延长,手术对年龄的要求有所放宽,但仍需要综合考虑:如果年龄小于 60 岁,症状又不是特别严重,那这个手术不是特别适合;如果年龄小于 60 岁,但症状非常严重,除了手术,其他治疗作用不大,可以行膝关节置换术。理论上来说,这个手术最合适的年龄是 60～70 岁。而如果患者处于 70～80 岁之间,且具有中、重

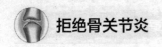

度骨关节炎,也可以行膝关节置换术。此外,即使患者的年龄大于90岁,但是身体情况较好,也可以接受这个手术。在决定患者能否接受膝关节置换手术时,医生会同时考虑患者的实际年龄和生理年龄,因为有些患者看起来比实际年龄年轻、健康,而另一些则看起来比实际年龄年老、虚弱。

（2）**身体情况。** 除了年龄以外,患者的身体情况也决定了其能否接受膝关节置换手术。如果患者具有高血压、糖尿病、心肺疾病及其他内分泌疾病,请不要担心,这些疾病在手术前都可以有效控制,不是膝关节置换术的绝对禁忌证。当然,大量研究表明,术前身体情况越好,术后的预后也就越好。

（3）**体重。** 体重也会对能否接受手术产生影响,尽管肥胖不是膝关节置换术的禁忌证,但是为肥胖者做手术对于医师的经验及手术技术要求更高。换句话说,患者越胖,手术难度就越大,而当BMI>30千克/米^{2}或体重>100千克时,将对膝关节置换术产生不利的影响。普遍认为,肥胖会增加切口问题、髌骨轨迹不良、磨损、松动等,从而降低假体的生存率。

（4）**肌肉力量。** 患者双腿的肌肉力量也将决定其能否进行关节置换手术,一般地,只有当肌力达到4级以上时,才可以进行膝关节置换术。换句话说,只有当患者能对抗向下的阻力抬腿时,才可以进行手术。①如果患者同时具有脊柱方面的问题,医生要充分评估疼痛是关节本身的原因,还是由于脊柱的问题所致。如果是脊柱的问题导致肌肉力量小于4级,强烈建议患者先进行脊柱的治疗。因为如果对该问题置之不理,无论膝关节置换有多成功,患者术后对手术疗效也不会感到特别满意。尤其是当膝关节疼痛消失以后,患者可能会感觉到明显的腰背部疼痛。②如果同时具有髋关节疾病,能否行膝关节置换术应当取决于髋关节的疼痛程度及状况。如果伴有髋关节强直或活动受限,应当先做髋关节手术。因为髋关节强直及畸形会增加膝关节置换术的难度,改变膝关节的生物力学,并可导致早期膝关节置换术失败。③如果患者的脊柱及髋关节情况均可,还要评估下肢血管的情况,若有静脉曲张或下肢的水肿病史,术后出现水肿及深静脉栓塞的可能性会更高。④如果患者存在动脉供血不足,可能会引起严重的缺血性疼痛或肢体缺血性坏死,应当引起强烈重视。

5 膝关节置换术有哪些风险?

迄今为止,膝关节置换术已经发展成了一种非常成熟的手术,这个手术对大多数患者是很安全的,但也不可避免地仍有一些风险可能发生。尽管风险较小,但是一旦发生,可能造成致命的后果。因此,对相关风险进行了解,从各个方面预防风险的发生至关重要。可能发生的风险主要包括系统性并发症和膝关节相关并发症。

相较于髋关节置换术,膝关节置换术后的系统性并发症更为常见,包括心肌梗死、肺栓塞、休克、脑血管意外、肾衰竭、尿潴留、肠梗阻、其他器官感染及深静脉血栓形成。而膝关节相关并发症主要包括疼痛、关节肿胀、活动受限、膝关节不稳及脱位、血管并发症、神经麻痹、假体组件破裂、伸膝装置并发症、血肿、表面感染和皮肤坏死、深部感染、假体无菌性松动、假体磨损、骨溶解、异位骨化、假体周围骨折等。

尽管手术具有非常多的风险,但是在充分的术前准备、围手术期护理、精湛的手术操作及严密的术后护理下,风险的发生率已经达到了非常低的水平。换句话说,手术风险发生的概率少之又少。而且,风险越大,发生的概率越小。

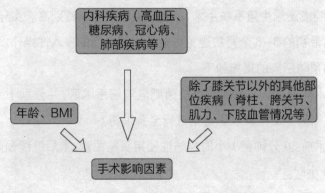

图 3-3　膝关节置换手术影响因素图

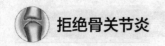

6 行膝关节置换手术时，怎样预防感染？

对于膝关节置换术后的感染，预防比治疗更加重要。应在手术前采取一切手段改善患者的全身因素。如果患者术前有泌尿系统的感染，应在术前进行治疗；如果患者在手术部位有皮肤溃疡，最好等至少3个月再进行手术。同时，为了降低局部感染的风险，建议患者术前至少戒烟3周。

尽管术前预防性使用抗生素是否有效仍然存在争议，并且对于预防性使用抗生素的时间和持续时间有不同意见，但许多研究证明，术前预防性应用抗生素可以有效降低初次膝关节置换术后假体周围感染的发生率。此外，有学者建议，对于手术时间长、之前经历过膝关节手术、皮肤条件差、曾接受类固醇关节内注射、风湿性关节炎或其他原因造成的感染高风险，可以持续使用抗生素3~4天或更长时间。

手术操作应当精确，且不应持续很长时间。很多医师建议使用抗生素骨水泥（骨水泥是一种用于骨科手术的医用材料，由于其部分物理性质及凝固后的外观和性状颇像建筑、装修用的白水泥而得名），它可以使手术部位的抗生素浓度增加，促进抗生素分布到静脉抗生素无法到达的血供较差的区域。此外，为了防止血源性感染，2年内不应进行侵入性操作。有学者报道，膝关节置换术后2年内行口腔或泌尿生殖系统手术，患者感染的发生率特别高。实际上，在膝关节置换术后最初的3~6个月应避免可能造成菌血症的侵入性操作。

常见的预防感染的措施如下：

（1）在术前最后一次洗澡时用抗菌肥皂清洗手术区，并分别于手术前一天晚上和手术当天早上用皮肤消毒剂进行全身消毒。

（2）手术前30分钟至1小时预防性使用头孢菌素，术后继续预防性使用抗生素24~48小时。

（3）出院后注意个人卫生，保持伤口及周围清洁，如身体有其他系统感染症状或需进行有创操作，及时告知医生并在医生指导下服用抗生素。

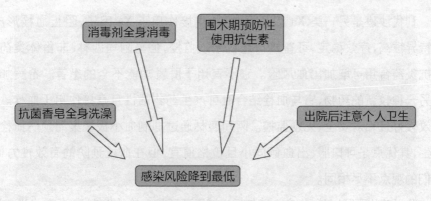

图 3-4　膝关节置换手术预防感染措施示意图

7 怎样预防深静脉血栓？

相较于等待血栓发生后再去治疗，提前预防血栓的发生更为重要。因为血栓一旦形成，便有可能引起致命性的并发症，并且可以堵塞血管，引起慢性肺动脉高压、下肢肿胀，导致溃疡、血栓反复发作和（或）慢性静脉淤血。尽管采用预防血栓的措施并不能完全避免血栓的发生，但发生率可根据不同的预防方法而有所降低。

目前，存在 2 种预防血栓的方法，分别是药物治疗和机械干预治疗。药物治疗有效、安全、廉价、剂量小或无须检测。常用的药物包括华法林、低分子肝素，以及其他种类凝血因子 Xa 抑制剂，如利伐沙班、希美加群以及阿司匹林等。华法林是维生素 K 拮抗剂，可口服 3 个月。有学者报道称，单独用华法林比单纯用机械法预防血栓更加有效，一个缺点是治疗窗小，剂量不足时无效，剂量较高则会增加出血倾向；另一个缺点是患者对药物的个体化反应明显，且需持续监测药物间的相互作用。低分子量肝素通过激活抗凝血酶而降低凝血因子 Xa 的活性，从而预防血栓发生。低分子量肝素分子量为 1000～10000，生物活性较好、半衰期较普通肝素长、不与血浆蛋白结合且大部分不依附于血管内壁，用于预防血栓时，可降低出血风险，不增加凝血活酶时间，且相对安全、无须监控。但是，使用低分子量肝素比华法林的出血风险高。

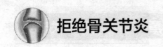

利伐沙班是另一类 Xa 因子抑制剂，直接作用于 Xa 因子，阻止血栓形成。其特异性高，疗效稳定，可直接口服且无须监控，但与阿司匹林、非甾体类药物或抗炎药合用可增加出血风险。它不宜用于肝肾功能不全的患者。希美加群是另一种较新的药物，它与血栓结合时可产生药物活性且直接作用于血栓。其疗效较好且相对安全，无须监控。阿司匹林通过抑制血小板聚集而预防血栓的发生，其优点是可口服、出血倾向小且价格便宜，但在血栓预防的有效性方面，人们的观点不尽相同。

除了药物预防以外，临床上还包括机械干预预防血栓的发生，如渐变式弹力袜、间歇挤压装置以及脚踏式静脉泵，通过改善静脉血液循环达到预防血栓的目的。另外，临床上很容易将患者分为低危组、中危组、高危组和极高危组，可根据患者的危险级别选用适当的血栓预防方法。低危组患者建议早期下地行走锻炼；中危组及高危组患者可使用药物配合渐进式的机械干预治疗；对极高危组患者，除了行全身肝素化治疗以外，应配合其他所有的预防方法进行相应的治疗。

在骨科，预防血栓采用的方法通常为术后当天使用半支剂量低分子肝素钠皮下注射预防血栓，同时配合踝泵运动进行早期运动预防。手术后第一天开始继续予以低分子肝素钠配合双小腿静脉泵，并且叮嘱患者间断性做踝泵运动，联合预防血栓的发生。出院后告知患者口服利伐沙班预防血栓的发生。通常，膝关节置换术后需要坚持抗凝 12 天。

8 新换的人工关节可以用多久？

换一个人工关节究竟能用多久，是许多人所关心的问题。一般来说，国产普通的假体可以用 10 年，国产高端假体可以用 15~20 年，进口假体可以用 20 年以上。当然，这些数据只是基于理论和一些国外的研究。具体用多少年，要看自己使用的情况。如果比较爱惜它，可以使用一个可观的年数；如果从来不爱惜它，或者过度消耗它，可能就只能用短短几年。

打个比方，换关节就和买车一样，从理论上来说，无论是进口车还是国产车，它们设计的初衷就是耐用。而且，进口车的性能可能会更佳，使用寿命更长。也就是说,无论买哪种车,理想状态下,都可以用很多年。但是,究竟能用多久不仅取决于车的好坏,还要取决于使用条件。如果开着进口车天天跑沙漠、跑长途,毋庸置疑,肯定会磨损得快;反之,如果只是开着车在公路上跑,而且是偶尔才跑一次,并且有任何问题都去维修店保养,那么,即使是国产车,肯定也能用很多年。

因此,日常生活方式和活动水平是影响关节假体寿命的一个决定性因素。通常在手术前,医生会和患者谈论术后改变生活方式的问题。仅有在患者理解并承诺术后改变生活方式的情况下,医生方可告知患者关节假体的使用寿命。否则,一切的数据也只是空谈。如果患者很好地遵守了出院医嘱,进行循序渐进的功能锻炼,并且定期复查,将一切问题解决于萌芽之中,那么其关节肯定能用到理想的年数。

9 人工关节用坏了怎么办?

通常,膝关节置换假体具有 10~20 年的假体寿命。但就像新车开久了会坏一样,随着时间的增长,人工关节同样也会发生损坏。一般来说,人工关节损坏原因有多种,对于不同的原因,治疗方式也有所不同。

(1)假体磨损。 磨损是非常常见且严重的并发症,随着人工材料的发展,目前胫骨聚乙烯衬垫的磨损较为常见。当发生磨损时,骨溶解的恶性循环造成松动并进一步增加磨损。磨损可以均匀地发生,但早期更倾向于内侧或后内侧偏心磨损。最初的磨损局限在聚乙烯衬垫,然后逐渐发展到金属。磨损大致可分为磨料磨损/黏附磨损、疲劳磨损、刮痕和腐蚀磨损。磨损和松动一样,与人工关节置换术后经历时间相关。膝关节假体长期使用造成的磨损不可避免,但早期磨损最常见的原因之一便是过度使用。显而易见,剧烈和不谨慎的活动会增加磨损。由于磨损与负荷的量与时间成正比,过度活跃、蹲踞动作和肥胖也会增加磨损。如果发现磨损,应根据磨损的具体情况和假体的使用时间处理。如果磨损局限在聚乙烯衬垫而且使用了很长时间,可以单纯更换聚乙烯衬垫;如果磨损侵及金属,就不可避免地需要进行人工膝关节翻修术。当发现

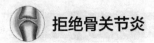

早期磨损时,应同时纠正诱因,如果单纯更换聚乙烯衬垫而不纠正诱因,磨损很容易复发。如果磨损是由于非对称不稳定引起的,应进行韧带平衡并使用更厚的聚乙烯衬垫。

（2）**无菌性松动。** 松动是指人工关节假体与骨分离,并且造成假体不稳定。松动可以发生在骨和骨水泥或假体和骨水泥之间。松动不是总会造成严重症状,应根据具体的症状和松动的进展情况进行治疗。如果疼痛和不稳以及符合进展程度的影像学表现同时存在时,则需要进行膝关节翻修术。

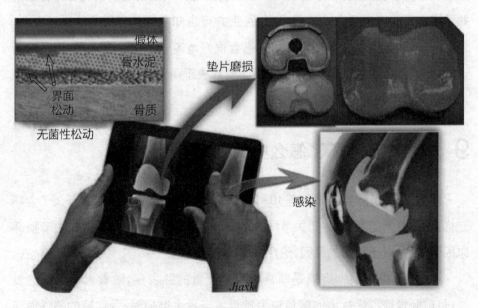

图3-5 全膝关节置换术后假体损坏原因分析

（3）**感染。** 如果是由于感染所致关节置换失败,首先是清除感染,然后尽可能地使膝关节功能恢复到感染前的状态。治疗方案应基于致病菌的抗生素敏感性、感染持续时间、皮肤及软组织情况、伸膝装置的完整性、假体的固定情况和骨质缺损来确定。但无论在任何治疗方式中,都应使用抗生素。根据药物敏感试验,抗生素必须是能杀菌的,且应持续使用4~6周以上。若涂片显示为革兰阳性球菌,则应一开始就使用万古霉素,因为这提示可能发生了MASA感染。即使MASA对头孢菌素敏感,万古霉素仍是最有效的,且不推荐使用头孢菌素衍生物,也不推荐喹诺酮,因为葡萄球菌的很多菌株对其耐药。同时,万古霉素也是对头孢菌素或青霉素衍生物过敏患者的第一选择。治疗的方案选择包括单纯抗生素抑制、引流和清创术、一期翻修、二期翻修、关节融合、关节成形和截肢。如果是结核分枝杆菌感染，可以使用抗结核联合疗法。如果假体稳定且致病菌对抗生素敏感时，可以尝试保留假体清创或引流。如果患者是年轻活跃的劳动者、伸膝装置破坏、耐药菌感染、患者因一般情况差而不能耐受手术、膝关节置换翻修术后感染复发或由于皮肤和软组织条件差存在再次感染风险时，可以实行关节融合术。当患者有严重的骨缺损且由于类风湿性关节炎活动受限、感染可能威胁到患者的生命、患者不能耐受膝关节翻修术、进行膝关节置换术没有意义时，可以使用关节切除成形术。当致病菌对任何抗生素都不敏感、感染威胁到患者的生命、多次手术失败、任何方法都不能维持关节功能、骨缺损过于严重不能使用肿瘤假体或同种异体移植假体复合物时，可以考虑截肢。

10 做完人工关节之后，患者的运动能力可以达到什么水平？

人工关节置换分为部分置换和全膝关节置换，2 种不同的手术方式术后康复速度及所能达到的运动能力也有所不同。

一般情况下，对于部分置换来说，由于这个手术仅置换膝关节的一部分，其他正常的部分予以保留，手术不涉及周围的韧带等软组织结构，因此可以基本保留手术前的运动能力。此外，由于手术的特殊类型、假体的设计，使得单髁置换术具有伤口更小、术后康复时间更短、关节活动范围更大等优点。通常患者术后第 1 天可以把腿抬起来，恢复好的患者基本可以下地走路。术后循序渐进锻炼，半个月到 1 个月左右可以恢复到以前的运动水平。

和部分置换对比，全膝关节需要置换整个关节，需要平衡周围的软组织。有的关节假体需要将前后交叉韧带去除，因此会带来较大的创伤。此外，由于全膝关节置换的患者通常手术前的关节状态较差，运动能力也相对较差，因此手术后需要一个较长的康复过程。通常手术后第 1 天可以将腿抬离床面，并在

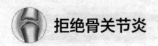
床边站立,术后第 2 天基本可以借助助步器下床行走。手术后 4~5 天,基本可以扶着助步器快速行走。一般来说,如果术后第 1 天可以下地,术后第 5 天就可以出院了。术后完全康复要 2~3 个月。术后正常走路不会受影响,但是因一些活动会造成较大的磨损而不建议频繁做,如跑步、下蹲、跳跃、干重活、爬山等。偶尔跑一下,1 个月爬一次山就没有问题。但是,毕竟关节内做了置换手术,加上大部分手术的患者年龄较大,因此术后的运动能力肯定恢复不到年轻时的状态。

11 关节置换术前需要做哪些准备?

如果患者已经入院准备行关节置换术,医师还需要仔细评估其各方面情况以确定患者是否确实需要行膝关节置换术治疗,同时评估其身体条件是否适合进行外科手术。术前准备主要包括:术前评估、个人准备、文件签署等。

(1)术前评估。 包括全身常规检查和膝关节检查 2 个部分。常规检查是一些基本检查,入院后,会进行抽血、心电图、双下肢 B 超、心脏 B 超、胸部及膝关节 X 线等一系列检查。如果患者有高血压、糖尿病、心肺疾病、脑部或中枢神经系统疾病,需要请专科医师会诊,以便进行更恰当的检查、诊治并判断手术风险。如果患者有骨质疏松,需要进行骨密度测定,必要时需要进行抗骨质疏松治疗。

如果患者既往有背痛、下肢放射痛或肌无力病史,为了明确诊断,可能会安排脊柱的 X 线平片、MRI 或 CT 的检查,以明确诊断;如果常规检查怀疑患者患感染性疾病,可能需要行关节穿刺或骨扫描等检查。

对膝关节而言,普通的 X 线平片是常规检查,根据患者膝关节的情况可能会增加附加的影像学检查。为了方便选择合适的假体尺寸,可能会给患者做膝关节站立位前后位及侧位 X 线平片、膝关节轴位或 CT 扫描图像。如果考虑膝关节疼痛症状可能是骨关节炎以外的疾病所致,可能会做膝关节 MRI 检查,以排除相关疾病。如果患者已经决定做膝关节置换术,就不需要做 MRI 检查了。

(2)个人准备。 包括内科疾病控制、术区皮肤准备、术前功能训练、练习使用助步器等。①如果患者既往有高血压、糖尿病、冠心病等内科疾病，需要服用药物将内科疾病控制在正常范围内，或者术前到专科门诊进行手术风险评估。如果控制不佳，医生还需要通过额外的检查进行评估。入院后，患者需要将近期服用的所有药物随身携带，待主管医师查看后决定是否继续服用。②手术之前，均需要对手术区域进行备皮，并进行全身皮肤的消毒。目前，皮肤消毒剂有多种选择，常选用的是苯扎氯铵溶液。此外，还要尽量避免手术区及周围皮肤的破损，如果具有明显的皮肤破损，手术需要至少延迟 2 周，待皮肤破损愈合后再安排手术。③术前功能训练包括踝泵运动和直腿抬高训练，以便于术前预防血栓的发生和适当增强下肢力量。④手术前还要熟悉助步器的使用。那么，术前如何练习使用助步器呢？首先，将助步器调至恰当的高度，使其不至于过高或过低。然后先迈健侧下肢，待站稳后向前提起助步器，然后迈出计划做手术的一侧肢体。可少量多次练习，直到适应助步器辅助行走。

（3）文件签署。　由于膝关节置换术一般是在全麻下进行的，手术之前，患者可能还需要签署手术知情同意书、授权委托书等书面文件。一般在手术前 1 天，由主管医师负责向患者介绍手术的相关知识和风险，并且需要患者本人及家属进行签字，表示其已了解手术相关的风险，且仍决定手术治疗。

12 膝关节可以做部分置换吗？

如果患者的关节炎局限在膝关节的单个间室中，那么是做全膝关节置换还是部分置换就成了难题，因为 2 种手术之间各有优缺点。通常意义上的单间室置换指的是单独内侧或外侧间室的置换。那么，患者是否可以做部分置换呢？同样需要评估。

部分置换适应于 2 组人群。第一组人群包括相对年轻和非肥胖患者，这组人群可以在初始做部分置换，等以后进展时再行全膝关节置换术。第二组人群包括年龄>80 岁且预期寿命<10 年者，部分置换的优点为可以缩短时间、康复快、低并发症。如果疾病类型为自发性膝关节骨坏死，也就是说在磁共振上局

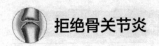

限于软骨下骨坏死,也是部分置换很好的适应证。术前膝关节活动度(ROM)应在10°~90°以上,内侧副韧带应完好无损,并且X线上不应有多于5°外翻畸形或10°内翻畸形。如果关节有3毫米甚至更多部分脱位或出现Kissing病变(Kissing病变是指由于关节不稳出现股骨髁间窝中线与胫骨嵴重叠),则不应为部分置换的适应证。

类风湿性关节炎及其他炎症性关节病是部分置换相对禁忌证,由于它们往往在其他关节间室也有进展性炎症改变,同时可能出现韧带松弛。最近研究证明,肥胖并不是禁忌证,但是一些医师不主张为肥胖患者做外侧间室膝关节置换术,因为效果不及内侧置换术。骨坏死是部分置换的禁忌证,因为大部分骨坏死的患者较为年轻,同时由于广泛的骨坏死会使假体固定失效。

总的来说,患者是否适合这个手术,不仅取决于年龄、体重,最主要取决于其关节的疾病类型及严重程度。

13 部分置换有什么优缺点?

任何手术均有优缺点,部分置换也不例外。部分置换的最大优点在于不涉及交叉韧带、对侧股骨胫骨间室及髌股关节,结果更接近正常膝关节的运动学,后期行全膝关节翻修术更容易。通常,全膝关节置换需要将膝关节3个间室全部置换,这就导致手术切口较大、术后愈合时间较长、膝关节术后活动范围具有一定的限制。但是,由于手术原理不同,假体设计的观念不同,与全膝关节置换相比,部分置换更接近正常膝关节,因而术后康复时间更短、关节活动范围更大。它的第2个优点是可以保存骨量。在单间室假体翻修术中,为满足全膝关节假体的要求,患者需要特制的假体、骨移植或者用骨水泥螺钉加固来填补骨缺损。相对于传统的全膝关节翻修术而言,单间室假体翻修术较为容易。目前,许多新型的单间室假体设计会减少胫骨截骨,这或许可降低今后翻修术中骨缺损的发生率。

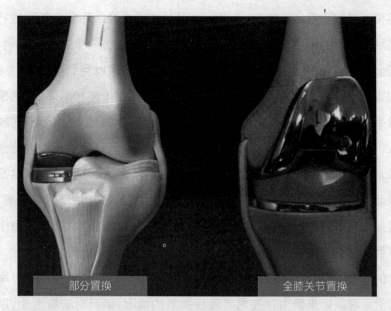

图3-6　全膝关节置换与部分置换

尽管部分置换具有上述诸多优点,但是它依旧具有一些缺点:适应证较为严格。对于单间室膝关节置换术(UKA),传统的适应证包括单纯的膝关节内侧间室骨关节炎(无外侧间室和髌股关节的累及)、年龄大于60岁且功能要求较低、体质指数(BMI)<30千克/平方米或体重<82千克、轴向对位不齐<10°、屈曲挛缩<5°且活动度(ROM)>90°。换句话说,部分置换并不适于所有患者,而仅对于特定的患者人群更为有益。对于部分置换来说,它仅对单个间室进行置换,这在带来更多优势的同时,也意味着对侧间室或髌股间室的退变依旧存在,这是部分置换的另一个缺点。此外,部分置换不仅对患者入选标准要求严格,而且对医师的技术要求较高,这也意味着并不是所有专业的关节科医生都可以做好部分置换。

14 部分置换的关节可以用多久?

部分置换刚问世时,由于假体的设计、医生技术的限制,导致能使用的有效寿命并不长。如今,随着手术技术、器械、材料、假体设计等方面的进步,部分置

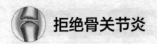

换的结果越来越乐观。近年来,众多的学者对关节置换术后使用年限进行了研究,尽管结果略有不同,但均显示出了较好的结果。此外,最新研究表明,部分置换和全膝关节置换使用时间类似,超过80%的患者可以用到20年以上。

相较于全膝关节置换来说,部分置换的有效寿命可能稍有降低,这是因为这2种手术间适应证的不同。全膝关节更加适合于年龄较大、关节损伤较重的老年人,手术之后,患者的运动需求较低,不会导致关节过度磨损。因此全膝关节置换术后20年可能还有80%的假体生存率。反之,部分置换针对的是关节退变程度较为局限的人群,这样的患者一般较为年轻,日常活动需求较高,加上部分置换后身体恢复较快,活动能力较好而导致假体磨损较快,或是由于其他未予以置换的关节结构发生磨损,间接导致翻修手术。

总的来说,随着医学的进步、医生水平及假体设计的提高,假体生存率已经变得非常可观。如果确实存在需要置换关节的情况,请及时去看医生,以尽早减轻痛苦,恢复日常生活。

15 膝关节疼痛除了置换手术外还有别的治疗方法吗?

对于膝关节疼痛,目前指南推荐阶梯化治疗。初始治疗包括:患者教育、减重、物理治疗及口服非甾体抗炎镇痛药物治疗等。其他的非手术治疗还包括可以改变下肢力线的膝关节支具等。如果保守治疗无效,关节炎影响患者日常生活,则建议进行手术治疗。手术治疗包括修复性治疗和重建治疗。其中,修复性治疗主要包括软骨修复手术、关节镜手术以及力线矫正手术[如胫骨高位截骨术(HTO)和股骨远端截骨术(DFO)等],重建治疗包括单间室膝关节置换术(PFA和UKA)和全膝关节置换术(TKA)。

如果膝关节疼痛,可以考虑保守治疗。如果保守治疗无效,则需要进行手术治疗。除了置换手术,目前主要采用的是截骨手术。近年来截骨术逐渐成为一种能成功治疗膝关节骨关节炎的手术方式并且在临床上被广泛推广应用。当然,采取何种治疗方式取决于患者的主观疼痛程度和膝关节客观改变程度。

16 截骨手术有什么优缺点?

截骨手术包括胫骨高位截骨术和股骨远端截骨术。胫骨高位截骨术主要通过改变重力机械轴线,将其由退变的膝关节内侧间室向外移动至正常的外侧间室从而纠正膝关节内翻畸形,减轻关节炎症状。此外,胫骨高位截骨术可以很好地保留自然关节,生理载重几乎不受影响。然而,进行胫骨高位截骨术的患者仅改变了重心轴线,而已发生退变的内侧间室未进行处理,因此,膝关节内侧间室骨关节炎进程会继续进展,严重时甚至需要进行单间室膝关节置换术或全膝关节置换术。

相应的,股骨远端截骨术则主要通过改变股骨机械轴治疗外翻膝,从而改变下肢重力机械轴线,将其由退变的膝关节外侧间室向外移动至正常的内侧间室从而纠正膝关节外翻畸形,减轻关节炎症状。此外,股骨远端截骨术也可以很好地保留自然关节。同样的,进行股骨远端截骨术的患者仅改变了重心轴线,而已发生退变的外侧间室未进行处理,因此,膝关节外侧间室骨关节炎进程会继续进展,严重时同样需要进行关节置换术。

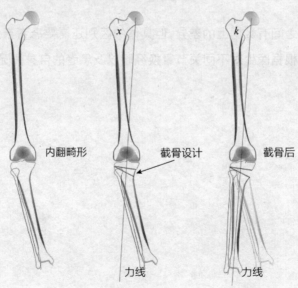

图 3-7 胫骨高位截骨术(HTO)对下肢力线的改变

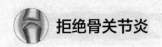

总的来说,截骨手术是通过关节外进行骨折–固定的过程,从而改变下肢力线的手术。它的优点在于基本保留完整的关节,在达到止痛目的的同时,不增加未来关节置换手术的难度。此外,截骨手术可以对关节外的畸形进行有效的纠正。缺点是康复周期较长,对于关节内的退变无法进行有效的处理,不能有效改善疼痛症状。

17 膝关节置换手术使用的国产和进口假体有什么区别?

国产假体和进口假体的区别主要在于 2 个方面,即价格和质量。俗话说"一分钱一分货",进口假体比国产假体贵肯定是有原因的,二者从材质选择、工艺制作、消毒过程等方面存在区别。甚至无论是国产还是进口假体,不同的生产商家制造的假体也有所不同,这也就导致了不同假体间质量的差别。理论上讲,进口关节的使用时间长于国产假体,国产的理论上可以用 15～20 年,进口的理论上可以用 20 年以上。但是,在患者使用的过程中,由于生活方式不同,基础情况也不同,因此对于所有的患者,并不是所有进口假体都绝对比国产假体使用时间长。

关节假体之间有数据上的差异,但具体的区别还需要患者亲身体会。具体选择哪种可以根据医生对不同关节置换经验以及患者的自身情况决定。

（李　辉）

第四章
骨关节炎患者术后康复

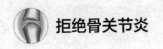

1 患者术后多长时间可以出院？

每个患者术前的病情严重程度不一，身体情况也不尽相同，如果仅行初次常规的关节置换术，则一般术后 3～5 天可出院，如果是行较为复杂的关节矫形术或关节翻修术时，出院时间需要根据病情进行调整，必要时可延长住院天数。

2 患者术后是否还需要去康复科继续做康复？ 恢复期有多长时间？

因人而异，大多数患者可顺利出院回家。出院时，主治医师会向患者交代回家后的注意事项和康复技巧。部分恢复不佳的患者可以去康复科继续康复，借助专业的康复师辅助进行关节功能的恢复。需要注意的是，无论是回家康复还是去康复科，术后 2～6 周都是术后康复的关键时间段，此时表皮伤口已经完全愈合，而深部的瘢痕组织尚具有较好的延展性，此时进行规范的功能锻炼可以使关节获得最大程度的关节活动度。术后 6～12 周时，瘢痕组织已完全形成，恢复难度较之前增大，患者必须经历强度较大、时间较长的锻炼才能发生纤维重组，改善关节活动度。而术后 3 个月后，瘢痕纤维彻底重建完成，康复效果进展缓慢，若接受长时间、大强度的锻炼后仅会有轻度的改善，需再次在麻醉下形成手法松解。术后越早开始活动，恢复效果越好。

3 患者术后为什么还会出现各种关节不适？ 这些症状会持续多久？

术后人工关节与自体的软组织有一个相互磨合、适应的过程，一般术后会持续 1～2 个月，严重者可能会持续到 3 个月左右。患者经常会出现早晨刚刚下地活动时，感到关节发紧，但活动一会就好了。活动了一天，到了晚上，关节有点肿胀、发热，如果用手摸，还有点发烫。这种表现是机体局部组织与人工关节的适应期。最重要的瘢痕组织还处在硬化阶段,一些硬化的瘢痕与金属假体摩擦时就可能出现响声,我们把这个阶段叫作"磨合期"。这种表现不是感染,可以继续加强锻炼,待磨合的"里程"到了,这种感觉及胀痛、发热和响声等现象自然就会消失。不过,在此期间必须配合康复运动及适当冰敷(每次冰敷时间为10~15分钟)来减轻疼痛及肿胀等不适。

4 为什么伤口周围会出现"麻木感"或者"过电样"窜痛?

伤口周围出现麻木和过电感是关节置换术后很常见的并发症,很难避免。以往解剖学研究表明,手术时把皮肤的表浅神经切断了,由于这些皮肤神经的行走方向是由内向外,因此,皮肤的麻木和触觉减弱也都在手术切口的外侧。而"过电感"是由于支配手术切口外侧皮肤的神经皮支再生所致,皮神经会像爬山虎一样逐渐再生,当神经在再生过程中冲破瘢痕时,就会产生"窜电样"疼痛感觉。上述症状不影响患者的日常起居和康复训练的进行,往往会在半年后自行消失。

5 为什么每到天阴、下雨的时候,愈合的伤口还是会感觉不舒服?

一些患者在置换术后存在一变天就出现伤口疼痛的症状,这主要是因为每当天气变化时,有3个因素要发生变化:温度、湿度和气压。以往研究发现,冷与热、干与湿、气压高与低的绝对值与疼痛发作的关系不明显。但这3对矛盾在活动中如果超过一定范围,疼痛就会增加。日温度变化3°以上,日气压变化10毫帕以上,日相对湿度变化10%以上,这种不适感就会出现。其可能的原因如下:置换术后伤口瘢痕周围的血供较差,最明显的就是新生血管的数量不如正常组织多,且血管收缩程度与正常组织也不同,每当温度降低时,膝关节部位的血管收缩,而瘢痕组织周围的血管舒缩调节受到限制,使得本身血流不是很丰富的瘢痕组织的血流变得更少了,周围的神经缺少血供,出现缺血性改变,代

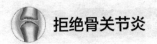

谢产物也得不到及时转换和排出,关节滑液黏度增加,滑液内黏蛋白含量也相应增加,会使关节活动的阻力增加。这种物理和化学因素均会导致伤口局部不适感的出现,这种不适在对关节进行保暖和热敷之后会明显改善。

6 术后伤口是什么样子的? 什么时候可以洗澡?

如无特殊情况,伤口都是采取皮内连续缝合,即美容缝合,无须二次拆线,愈合后的瘢痕仅仅是一条细细的白线。如果没有渗出,在防水敷料贴的保护下,术后 7 天即可淋浴,洗澡后用 70% 的医用酒精或碘伏将伤口及周围皮肤擦拭即可。如果弄湿伤口,则应及时消毒伤口并更换敷料贴。有的医院会使用订皮机闭合切口,患者一般需在术后 2 周时去医院拆除皮钉。

7 术后使用的伤口敷料是什么材质的? 需要贴多久?

目前的伤口敷料分为 3 类:传统敷料、新型封闭和半封闭敷料、生物活性敷料 3 种。目前最常用的是新型封闭和半封闭敷料,包括透明薄膜类敷料、水胶体敷料、藻酸盐类敷料、水凝胶及泡沫类敷料。其优点为:①阻隔环境微生物入侵创面,防止交叉感染;②保持伤口湿性愈合环境,有助于细胞移行;③促进肉芽组织生长和坏死组织自我分解;④具有自粘性,使用方便,而且透明,便于观察创面情况;⑤可有效防止液体进入,可沐浴,伤口不被大小便浸渍;⑥顺应性好,固定在关节及易摩擦的部位,防止卷曲。切口敷料一般更换周期可达 5~7 天,直至伤口愈合时揭掉即可。

8 患者术后是否需要助步器? 需要使用多长时间?

每名患者术后的康复时间不同。对大多患者来说,术后 1 个月内需扶拐或使用助行器,可帮助其在行走时保持平衡,避免摔倒。接下来的几周可以扶着手杖出门,也可以不用任何帮助在室内或小区内走动。一般来说,术后 3 个月,也可能稍长一段时间后,就能逐渐恢复到与正常人一样的功能状态,且不需任何辅助工具。

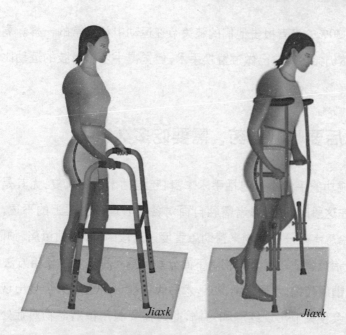

图 4-1　术后助步器行走及扶拐行走

9 患者术后多久可以恢复正常生活，完成一些日常工作？

这取决于患者原来的职业。如患者原来主要是坐着上班，那么大概 1 个月就可以恢复上班。如果工作对体力要求较高，则患者需要 3 个月才能完全恢复工作。患者的恢复时间差别也较大，更长或者更短都有可能。在此期间只要患者可以承受，便可以恢复大部分的活动，包括行走、上下楼、游泳和骑固定自行车等，这些都有助于活动关节并锻炼肌肉力量。患者应该避免做关节会受到高冲击应力的运动，如跑步、跳跃等体力运动。

10 术后多久能够恢复成"正常"的关节？

对于正常关节的定义是，术后无疼痛和不适感，能够完成正常的生活，参与大部分的活动，甚至患者时常会忘记自己曾做了人工关节置换术，这种状态被称为"笑忘膝（Forgotten Knee）"，也是关节置换术成功的标志。据以往研究报

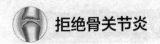

道,术后约30%的患者报告他们的膝关节在运动中和正常的一样。剩下绝大多数患者虽然仍会记得自己做过置换手术,但觉得手术后患肢的运动比以前有明显改善。

11 术后要吃哪些药,需要吃多久?

一次成功的手术不仅包括手术本身,还包括术后的康复,尤其是出院后这段时间。在这段时间里,患者需独自面对各种心理和生理上的不适,因此出院后医生会给患者开一些药物来帮助患者度过这段时间,包括镇痛、预防/治疗血栓、消肿及治疗骨质疏松等药物。下面分别介绍各种药物的使用方法:

(1)**镇痛药物。** 通常情况下,术后假体和自身组织磨合会出现组织的无菌性炎症,会使关节出现红肿和疼痛,此时需要服用镇痛药物对症处理。需要服用4~8周,每天饭后服用,不管疼与不疼,均需按规定的间隔时间服药,其特点是能够保证疼痛的持续缓解。常用药物有西乐葆(塞来昔布)和安康信(依托考昔)等。如这些药物仍无法缓解疼痛,需要加服一些强效的镇痛药(包括泰勒宁)来缓解疼痛。

(2)**抗凝药物。** 人工关节置换属于下肢静脉血栓高发的一类手术,据不完全统计,大约有54%的患者术后会发生血栓。医生会根据血栓有无、血栓的大小和位置不同而诊治。抗凝药物有多种,包括片剂和针剂,这些药物均有助于防止下肢静脉血栓的形成。目前一般推荐患者口服新型的抗凝药,无论进食与否,仅需每日定时服药即可,安全性也较高,如利伐沙班或阿哌沙班。2016年中华医学会发布的《围手术期抗凝治疗的治疗指南》介绍,一般膝关节置换术后没有血栓的情况下,应服用抗凝药10~14天,髋关节置换术后应服用30~35天。如果存在血栓,则应根据医嘱按时服药,并定期观察全身出血情况。服用此类药物时应观察是否有出血并发症的征象,如牙龈出血,眼底出血及伤口渗血等,如出现以上现象,应及时去医院就诊或联系医生。

(3)**消肿药物。** 术后的下肢肿胀也是常见现象,一般早晨轻,下午活动后加重。这种现象一般会持续1~2月,且活动量越大,下肢肿胀越严重,严重影响康复锻炼。因此这段时间内应该多进行肌肉力量锻炼,减少下地活动。常用药物有迈之灵片、消脱止等。

（4）抗骨质疏松药物。 绝经后的女性和老年男性都不同程度地存在骨质疏松,很多人认为人到老年,腰背痛、腿脚痛是缺钙造成的,甚至认为这种疼痛不用治疗。这种想法是不正确的。钙是构成骨骼的主要成分,但骨质疏松并不单纯是因为缺钙,而是由于多种因素导致骨质流失速度超过骨质形成速度。

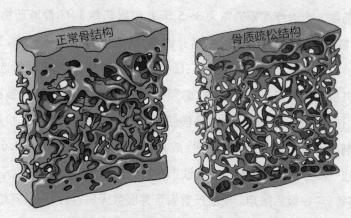

图4-2 正常骨与骨质疏松的骨内结构对比

因此,单靠补钙来治疗骨质疏松症是远远不够的,钙剂必须与抗骨质疏松药物(包括抑制骨吸收的药和促进骨形成的药)相结合,才能有效地治疗骨质疏松症。目前,我国在关节置换术后抗骨质疏松的治疗率仍较低,术后给予及时的抗骨质疏松治疗不仅能够防止假体周围的骨丢失,增加假体稳定性及使用寿命,还有利于早期功能锻炼,使全身机能得到恢复和良好的手术效果,而且也能有效防止二次骨折的发生。

目前常规的治疗方案包括:①基础治疗:钙剂和维生素D是治疗骨质疏松的基础用药,二者联合应用对治疗骨质疏松、促进骨折愈合十分必要。补充钙剂可改善骨矿化,减缓骨量丢失。维生素D可促进钙在肠道吸收,有利于骨基质矿化,抑制骨吸收,减少再骨折发生。②抗骨质疏松治疗:双膦酸盐具有抑制破骨细胞介导的骨吸收功能、降低骨转换率、间接增加骨量的作用。口服双膦酸盐和静脉使用双膦酸盐均可显著降低绝经后骨质疏松再骨折的风险。已有研究表明,应用双膦酸盐可减少内固定周围骨量丢失,降低内固定松动发生率,提高内固定手术疗效;人工关节假体置换术后应用双膦酸盐可减少假体周围骨量丢失、降低假体松动发生率,提高假体置换手术疗效。常用药物有阿仑膦酸钠片、利塞膦酸钠片等。

服用时需按说明规范用药,并定期监测;推荐骨质疏松患者每 3 个月或每 6 个月检测 1 次骨转换指标、12 个月检测 1 次 BMD,以评价药物治疗效果;双膦酸盐类药物一个治疗周期通常为 3~5 年（口服药物 5 年,静脉药物 3 年）。

（5）**铁剂**。 通常术后服用 4 周补铁剂,既可以帮助身体补铁,又可以恢复红细胞计数。但需要注意以下几点:①在服用铁剂时,首先应注意选择剂型。三价铁和有机铁在肠道不容易吸收,必须变成游离的二价铁,才能被吸收。现有制剂中,硫酸亚铁、碳酸亚铁、富马酸亚铁、葡萄糖酸亚铁均属二价物。②注意给药的剂量和时间。合理的用法是:成人每次服硫酸亚铁 0.3~0.6 克,每日 3 次。铁剂一般在十二指肠吸收。因铁剂对胃肠道有刺激作用,常会引起恶心、呕吐、腹痛等,应在饭后服用。反应严重者可停服数天后,再由小量开始,直至所需剂量。若仍不能耐受,可改用注射剂。

12 术后经常感到情绪低落，正常吗？

不仅是膝关节置换术后,很多患者在大手术后都会感到情绪低落,这可能是很多因素造成的,如术后有些身体功能尚未完全恢复,活动能力受限,不舒服,原本能够独自完成的动作现在必须需要他人照顾和辅助,或康复进度不理想,担心手术是否有问题,有些药物存在副作用。

大量研究发现,情绪低落、抑郁等对于术后康复、关节功能锻炼及肿瘤术后的生存率等均有负面影响,且这种情绪会影响睡眠,进而形成一种"情绪低落—睡眠差—康复慢"的恶性循环,严重影响身心健康。这种情况一般会随着活动能力的恢复而逐渐好转。

但家属仍应多鼓励患者,向其说明这是术后康复的必经之路,并介绍一些成功的例子。患者应坚持定期复查,把心中的疑惑告诉医师,以获得一个正确的、可操作的康复方案。如果感到低落的情绪持续存在且越来越严重时，需要及时看心理医生。

13 术后经常失眠，正常吗？

失眠在关节置换术后很常见，可能由多种原因引起。可以口服一些非处方药物，如苯海拉明或褪黑素等。但如果失眠症状持续存在，则需要去精神科就诊，口服一些处方药物。因为长期失眠会严重影响术后康复效果。

14 如果术后出现便秘，应该怎么办？

术后便秘也属于术后的常见症状，同样与很多因素有关，而且会因为服用一些阿片类止疼药而加重。可以通过热敷和按摩肚子，加强活动并配合进食酸奶、一些粗纤维的食物等加强胃肠道蠕动，帮助排便。如采取上述方法后，症状仍无法缓解，可以口服多库酯钠、乳果糖等药物来解决。如发生严重便秘，应及时去医院进行灌肠等对症治疗。

15 术后什么时候可以进行性生活？

性生活不仅是夫妻之间的深度情感表达，也是康复期患者的重要情感需求之一。患者可以根据身体的恢复状态，量力而行。

16 术后多久需要复查？ 频率如何？

术后按时复查，不仅能让手术医生及时指导术后康复，也能及时发现问题，合理处理，以获得更好的康复效果。常规情况，术后 2 周时应进行第一次常规复查，每次复查后主治医师会根据患者的恢复情况决定下一次复查的时间。

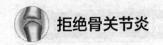

17 术后多久可以做 MRI？ 该做多大场强的 MRI？

通常，如果人工关节是由非铁磁材料（如钛、钛合金或镍钛合金）制成的非铁磁"非磁化"植入物（即没有电子或磁性激活的组件），如果没有与患者相关的 MRI 产热问题，该装置可以随后进行 MRI 成像。目前，接受弱铁磁设备治疗的患者何时接受磁共振检查的问题尚未得到明确的结论，仍存在争议。

对于弱铁磁装置，理论上讲，在磁共振检查过程中出现的力可以移动或移动这种装置，有学者建议等待约 6 周再进行磁共振成像的检查。

18 患者回家后，饮食和起居方面需要注意什么？

1）**饮食方面：**按中医理论，鱼、虾等食品可以造成伤口发炎，属于忌口食品。西医并不认为鱼虾会造成伤口感染，但病理生理学研究发现：手术创伤可在 1～2 周内造成体内的分解代谢远远大于合成代谢，医学叫作"负氮平衡"，故这段时间应该加强营养。但在这段时间内，患者没有食欲，加之活动较少，如果进食高蛋白的食品过多，不仅不能吸收，反会造成胃肠负担，引起腹胀等不适感。因此术后几天，患者不宜吃大鱼大肉，但一定要保证蛋白质和液体摄入。建议患者少吃多餐，每日吃 2 个鸡蛋，保证每日饮 2 升水，喝果汁等。

特别提醒患者注意"术后第一次大便"。因为术后第一次大便往往干燥，排便困难，如果患者有冠心病，用力排便可导致急性心肌梗死。因此，强烈建议患者术后第一次大便要做好充分准备，前一天晚上多吃点水果或服用通便药，便前用 1～2 只开塞露。

2）**预防跌跤：**人工膝关节患者再次骨折就必须再手术，因此在膝关节没有达到足够的强壮程度及活动度前，一定要特别注意不要跌跤和受伤。上下楼梯是危险的动作，患者应该扶拐、用手杖、借助扶手或请他人来帮助，等到自己能保持平衡，有调节能力和足够的力量，才可独自行动。

3）人员照顾：虽然术后不久便可扶拐行走，但是患者在做饭、购物、洗澡及洗衣时，仍需有人帮助。如是单身患者，需要在手术后到有人照顾的地方暂住一段时间。

4）安排居家活动：

（1）将日常用品比如电话机、电视遥控器、常用药物等放在更容易拿到的地方；

（2）洗澡时有一个稳定的洗澡椅或凳子；

（3）准备一个牢固的椅子并装有坚固的垫子，其高度在坐位时能使双膝低于髋部，椅子应有硬背及2个扶手；

（4）准备穿衣棒、穿袜帮助器和一根长柄鞋拔，可使患者在穿或脱鞋袜时，不过度弯曲新膝关节。

19 高血压患者在手术前后，如何服用高血压药?

高血压患者的病程越长，重要脏器越易受累，麻醉危险越大。还有些病程虽短，但进展迅速者，即恶性高血压患者，早期就可出现心、脑、肾并发症，麻醉危险性也很大。故高血压患者在手术前应坚持抗高血压治疗，最好在手术前数日换用长效降压药物，并在手术当天早晨继续服药。有证据表明术前服用 β 受体阻滞剂（如倍他乐克等），可以有效减少血压波动、心肌缺血、术后房颤的发生，还可降低非心脏手术的死亡率。相反，停用正在使用的 β 受体阻滞剂和可乐宁可以引起血压和心率的反弹。

择期手术前降压的目标：中青年患者血压控制<130/85 毫米汞柱，老年患者<140/90 毫米汞柱为宜。对于合并糖尿病的高血压患者，应降至 130/80 毫米汞柱以下。高血压合并慢性肾脏病者，血压应控制<130/80 毫米汞柱甚至125/75 毫米汞柱以下。但降压宜个体化，不可过度，以免因严重的低血压导致脑缺血或心肌缺血。术后应尽早开始恢复降压药的服用，一般待术后伤口出血倾向基本消失，血压恢复至原有血压时即可开始服用。

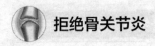

20 腿上的淤斑会在术后多久消失?

伤口淤斑一般是由于伤口局部淤血和小的血管损伤而慢性少量渗出引起,在关节置换术后 1~2 周内,从深部组织逐渐渗出,在皮肤上形成不同大小的深紫色斑块。一般肢体低垂部位多见。手术大小不同,淤斑面积也不尽相同。这个属于术后的正常现象,不必过度紧张。淤斑会随着时间流逝逐渐消退,一般 1 个月后淤斑基本消失。也可应用热敷、理疗等方法加速血液循环,加速淤斑的吸收。

21 术后的功能锻炼有哪些?

1)住院期间:

(1)术后 1 天。进行下列锻炼要越早越好,可在术后苏醒室开始。起初可能会感到不适,但这些锻炼会加速恢复并明显地减少术后疼痛。①锻炼方法:踝泵训练、股四头肌锻炼、自己压腿。②锻炼目的:加速恢复、促进消肿、预防血栓、恢复肌力。

踝泵动作:在苏醒室中即可开始。仰卧,依靠小腿肌肉,把足部向下压,然后向上曲,每次做 2~3 分钟,每小时 10 次。患者可持续做到完全康复,整个小腿及踝部肿胀消退为止。

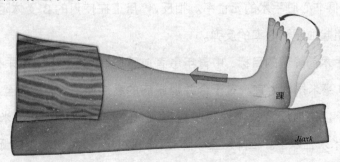

图 4-3 踝泵训练

股四头肌锻炼：仰卧，足趾向上，利用伸直腿部的动作，收紧大腿肌肉，使膝关节紧贴床面，维持 5~10 秒钟，放松，这样 2 分钟内可做 10 次，一直做到大腿感到疲劳，休息 1 分钟后再重复。

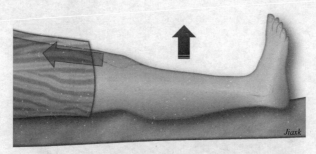

图 4-4 股四头肌锻炼

自己压腿：患肢脚下放枕头，好腿放在手术腿上，向下用力，持续 30~40 秒，放松，每组 30 次，每天早中晚各做 1 组。

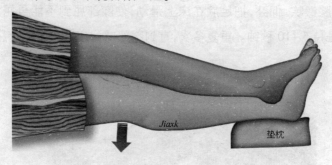

图 4-5 自己压腿

（2）术后 2 天。拔完引流管后进行，最开始的屈伸练习是最不舒服的，练习次数越多，不适会减轻越多。直腿抬高可以在膝关节下放枕头分步进行训练。①锻炼方法：直腿抬高及滑移屈膝锻炼。②锻炼目的：促进消肿、恢复肌力、为下地做准备。

直腿抬高锻炼：把腿直放于床上，收紧大腿肌肉，如同做股四头肌锻炼一样。在此姿势下，将腿抬高十几厘米，维持 5~10 秒钟，慢慢放下。重复此动作，直到大腿感到疲劳为止。患者保持坐位时，可以做直腿高举锻炼，把膝关节全伸直,在无支持力下完全收缩大腿肌肉。重复上述动作,可分阶段持续做,直到恢复大腿力量为止。

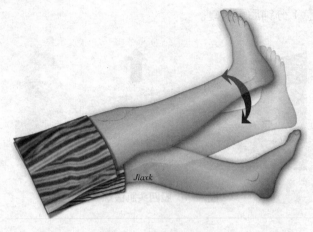

图 4-6　直腿抬高训练

滑移屈膝锻炼:仰卧,把足底在床上滑动,使膝部屈到不能再屈为止,在最屈的位置,维持 5~10 秒钟。重复多次,直到腿部感到疲劳或膝能全屈为止。

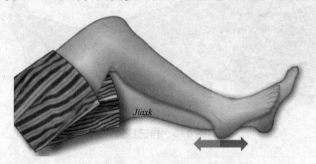

图 4-7　滑移屈膝

(3)术后 3 天至出院。①屈伸锻炼:仰卧位或俯卧位屈伸膝锻炼,坐位屈膝功能训练等。目的是恢复关节活动度,防止术后粘连。②行走锻炼:在助步器辅助或拐杖辅助下站立及行走。目的是锻炼协调能力和本体感觉。

坐位支持下屈膝锻炼:坐在床旁或椅子上,使大腿有依靠,把健足放于手术足后跟处做支持,慢慢地屈膝,直到最屈曲为止,维持 5~10 秒钟。重复多次,直到腿部感到疲劳或膝部能全屈为止。

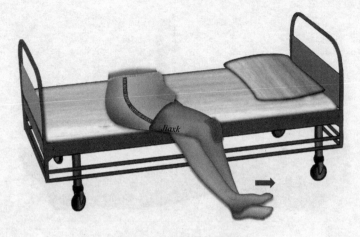

图 4-8 坐位支持下屈膝

坐位健足下压屈膝锻炼:坐在床旁或椅子上,使大腿有依靠,把健足放在手术足腕部,健足用力下压屈膝,直到最屈曲为止,维持 5~10 秒钟。重复多次,直到腿部感到疲劳或膝部能全屈为止。

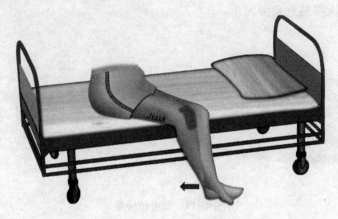

图 4-9 坐位健足下压屈膝

仰卧位屈膝锻炼:身体仰卧于床面,健肢伸直放松,双手抱住患肢大腿不动,逐渐放下小腿,弯曲膝关节,直到最屈曲为止,维持 5~10 秒钟。重复多次,直到腿部感到疲劳或膝部能全屈为止。

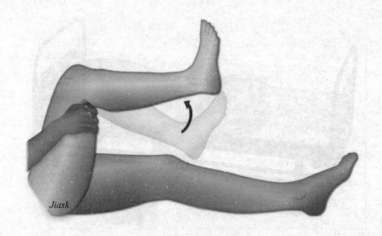

图 4-10　仰卧位屈膝

仰卧位伸膝锻炼：身体仰卧于床面，健肢伸直放松，收缩大腿，同时收缩小腿后方肌肉，完全伸直膝部，并用力让膝部后方接触床面，维持 10~15 秒钟。反复做，直到大腿感到疲劳为止。

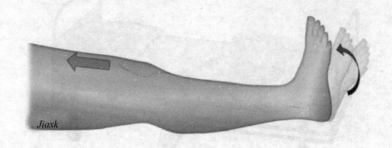

图 4-11　仰卧位伸膝

俯卧位屈膝锻炼：身体俯卧于床面，健肢伸直放松，助手握住患肢踝部，逐渐弯曲膝关节，直到最屈曲为止，维持 5~10 秒钟。重复多次，直到腿部感到疲劳或膝部能全屈为止。

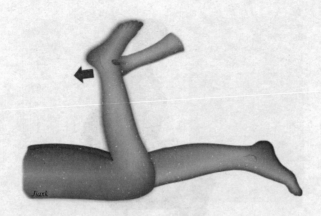

图 4-12 俯卧位屈膝

俯卧位伸膝锻炼：身体俯卧于床面，健肢伸直放松，患肢膝关节下垫枕头，助手握住患肢踝部，逐渐下压小腿至完全伸直膝关节为止，维持 5~10 秒钟。重复多次，直到大腿感到疲劳为止。

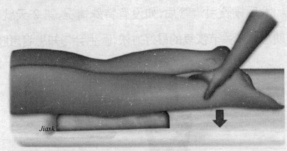

图 4-13 俯卧位伸膝

如果屈伸不理想可以采取以下 2 种方法练习：

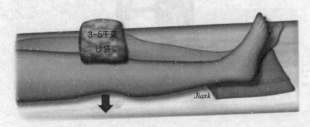

图 4-14 伸膝不理想

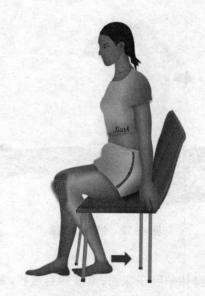

图 4-15　屈膝不理想

站立及行走：术后拔除引流管后，如没有特殊情况，第 2 天就可以下地行走。正确的步行是帮助患者膝关节恢复的最好方法，医生会告知患者患肢需负重多少。

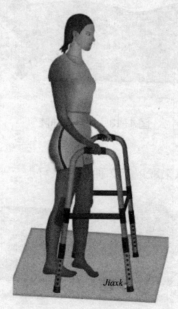

图 4-16　助步器的使用方法

　　除了上述主动锻炼外，术后拔除引流管后，患者可根据情况逐渐使用持续被动活动机（CPM），可与主动活动交替训练，逐渐加大活动度数。一般患者在出院前膝关节活动度可达到屈曲 90°、伸直 0°。

　　2）家庭康复初期（出院后 1 个月内）：当患者全身和局部情况均良好时就可以考虑出院了，出院后的 3 个月是关节康复训练的黄金时间，请记住"三多一少"原则：多弯腿、多压腿、多抬腿、少走路。

　　在膝关节伤口痊愈之后，患者在逐渐掌握功能锻炼要领的基础上，进一步加大膝关节活动度及肌肉力量的训练，可以选择下蹲方式、单膝下跪方式、双膝跪方式训练关节屈曲。最后是步行及上下楼的训练。步行以每天不觉劳累为宜，起初不要过多，因为会影响接下来的训练。

　　上下楼梯：上下楼梯需要力量及调节能力，开始时需要用扶手来支持，也可以用拐杖。上楼时，拐杖先，再用健足；下楼时，拐杖先，再用患足。记着"上用健足，下用患足"。开始时，患者可能需要别人帮助，直到其重获足够的力量和活动能力为止。

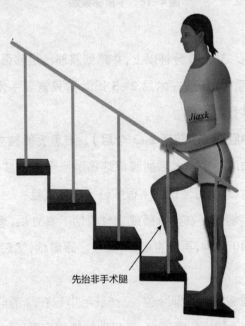

先抬非手术腿

图 4-17　上楼梯锻炼

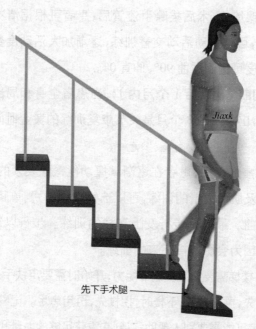

先下手术腿

图 4-18 下楼梯锻炼

当患者能行走及站立 10 分钟以上,并感到膝部已足够强壮时,可不让步行器或拐杖负担任何重量(一般在术后 2~3 周时),只需要手术对侧用单拐或用手杖,强壮后可弃杖行走。

3)家庭康复中后期(出院后 2~3 个月): 当患者能独立行走几步或步行短距离时,就可增加活动量。术后的膝部疼痛肿胀会减弱膝部的力量,需要经过几个月才能恢复。患者可通过以下锻炼进行身体恢复:

(1)站立位屈膝锻炼。在步行器或拐杖帮助下直立后,患者屈膝关节到能做的极限,维持 5~10 秒钟,再伸直膝部,先使足跟着地,然后再屈。重复数次,直至疲劳。

(2)有支持的屈膝锻炼。仰卧位,把一块毛巾包在踝部前面,两端向后,双手抓住,屈膝时逐步柔和地拉紧毛巾,来帮助屈膝的度数,维持 5~10 秒钟。重复数次,直至疲劳。

(3)带有阻力的膝部锻炼。患者可在踝部加少许重量,再做上述锻炼,一般可在术后 4~6 周后进行,先用 0.5~1 千克的重量(比如沙袋),逐步增加重量,直到恢复力量。

(4)使用自行车座锻炼。用此方法锻炼,有助于增强患者的肌肉与膝部活动。调整车座位置,直到伸膝位时,足部刚刚够及踏脚。先向后踏,当自觉向后踏动作已很舒服时,再向前踏。当自觉稍强壮后(4~6 周后),再加大踏脚阻力。每日 2 次,每次向前踏 15 分钟,逐步增加到每日 3~4 次,每次 20~30 分钟。

(5)靠墙膝部锻炼。可背靠墙壁,逐步下滑,直至膝部能屈曲,再站立。重复动作,每次 5~10 下,每日 2 次。锻炼的目标是在术后 2~3 个月时丢弃助步工具,行走步态稳定,可自行上下楼,关节活动度达到屈曲时 120°~130°、伸直时 0°。

22 类风湿性关节炎患者术后还需要吃药吗?

千万不能随便停药!

类风湿性关节炎是由于自身免疫系统错误地攻击了自身的关节而导致的一种慢性关节损害,其主要表现是关节炎的疼痛和肿胀。一般会影响双侧关节。这种疾病也会波及髋关节、腕关节、指间关节和足。同时,类风湿也会有其他全身的症状,如发烧和疲劳等。膝关节置换术后的患者,在切除了破坏的软骨和病变的滑膜后会感到全身轻松,因为类风湿性关节炎是由于免疫复合物沉积在关节滑膜上导致滑膜发炎、增生、肿胀、软骨破坏。有研究发现,全身的滑膜面积大约 1000 平方厘米,而膝关节的滑膜面积最大,双膝的滑膜面积几乎占了全身的一半。所以关节手术后,大部分患者不仅感觉良好,甚至红细胞沉降率、C-反应蛋白都恢复正常。这常常让患者误以为类风湿性关节炎也好了,往往自行停用抗类风湿性关节炎的药物。这其实是错误的! 类风湿性关节炎是一种全身的、终身的免疫性疾病。膝关节滑膜切除了,其他关节的滑膜还会继续被类风湿免疫复合物侵蚀破坏。因此,类风湿性关节炎患者术后一定要去看风湿免疫科医生,医生会根据患者病情调节药物。切勿自己停药!

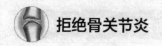

23 "小切口"全膝关节置换术有意义吗?

近年来微创的概念被大家所熟知,即用"小切口"完成原来需要"大切口"才能完成的手术,术后切口美观,手术创伤也很小。但这仅仅是狭义的微创,广义的微创是一种理念,不仅包括切口的大小,还有术前手术入路的选择、术中软组织保护及缩短手术时间等各种因素。尽管"小切口"看起来切口"美观",但术中的操作精细程度、手术时间的长短也对患者的恢复起着至关重要的作用,且其伤口愈合时间与正常切口手术效果相当。与假体的正确安放相比,切口的大小并不是需要特别在意的事。

24 患者出现什么现象时,必须立即到医院就诊?

(1)术后感染是人工关节置换术后最严重的并发症,也是灾难性的,严重的甚至要取出假体,容易导致人工关节置换术的彻底失败。感染的症状一般为患膝关节局部明显发热、发红或者有较多的积液。当患者感冒或者其他部位急性感染时,如果发现患膝局部突发红、肿或者有"红包"突起时,应立即联系主治医生或在当地医院就诊,以免延误病情或者进行错误的治疗。

(2)出现严重的疼痛,并已严重影响到日常生活。且如果无论活动与否,疼痛持续存在,尤其是出现夜间痛,则应及时联系医生。

(3)不慎跌倒或挫伤而累及膝关节时。

(4)假体脱位。

(5)下肢或足部肿痛,通过抬高下肢和使用弹力袜无法解决,同时出现牙龈出血或尿便中见血。

25 CPM 应该如何使用?

持续被动活动机(CPM)是以持续被动关节运动理论为基础,通过模拟人体自然运动,激发人的自然复原力,发挥组织代偿作用,进行下肢关节功能恢复训练的一种仪器。在临床治疗中,为了达到患者的术后早期关节活动与康复的目的,除了自身锻炼与药物治疗外,还必须应用各种物理的方法进行辅助治疗。被动运动指的是患者肌肉在不主动收缩、完全放松的情况下,借助器械的力量,做单个关节或多关节的活动,以达到缓解痉挛、防止肌肉萎缩、改善或保持关节的活动度、防止粘连的目的。CPM 可以促进术后患者患肢的静脉回流,减轻肿胀,防止下肢深静脉血栓形成,提高肌力和关节活动度,减轻周围组织粘连,增加关节周围肌肉群的力量,改善关节功能状态。同时,CPM 能减轻术后疼痛,减少止痛剂的使用。在术后使用CPM 的过程中,增加角度要循序渐进,速度由慢到快,以患者能够接受为宜,从而减少患者的不舒适感。

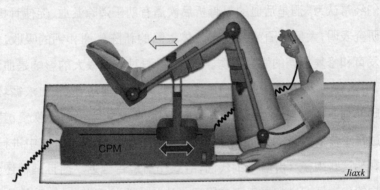

图 4-19　医院常用的 CPM 示意图

26 弹力袜是否应该穿,应穿多久?

弹力袜是一双自脚踝到大腿逐级加压的袜子。它会紧绷双腿,通过压迫下肢表面的静脉,加快血流速度,从而达到降低下肢静脉血栓和减轻下肢肿胀的目的。目前大多数指南均推荐患者在关节置换术后使用弹力袜来预防血栓。因此,弹力袜的使用在关节置换的围手术期中尤为重要,一般患者手术完成后即可使用弹力袜,每天下床活动时使用。出院回家后,多数患者开始活动时均

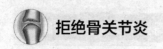

会存在踝关节及足部不同程度的肿胀,可在白天穿上弹力袜,晚上睡觉时脱下,直到足踝肿胀消退到同术前一样。术后几个月内,在坐车或乘飞机旅行时,也应穿上弹力袜。

27 患者恢复期可以吸烟和饮酒吗?

吸烟可减少到达骨组织中的氧,使骨组织中的氧气总量降低,而这可能是尼古丁的化学干扰所致。一方面尼古丁可造成呼吸道炎症,妨碍机体与环境的气体交换,使血液中的氧饱和度不足;另一方面可使微小血管痉挛,阻止其与组织细胞间氧的交换,而氧的缺乏可使骨骼组织不能产生足够的骨胶原,而骨胶原是形成新骨不可缺少的主要成分之一,因此术后应该禁烟!

人们经常认为"酒是活血的",骨折后饮酒有助于消除淤血、促使骨折治愈。但医学研究表明,大量的酒精会损害人体骨骼的新陈代谢和钙的吸收,使其正常生长发育和修复损伤的能力减弱。首先,喝酒对人体最大的影响是血液循环的变化,手术后的 24 小时内是伤口的渗出期,喝酒后血压升高,血液循环加快,会导致局部创面渗血加剧,活动性出血增多,这些变化都不利于恢复;其次,伤口愈合过程中需要大量的细胞因子,而这些因子的活性均在肝脏中进行调节,酒精可影响这些因子在肝脏中的代谢,导致伤口愈合延迟。而且酒精还会影响某些药物的代谢情况。如果患者在服用华法林作为抗凝药物、麻醉镇痛药物和抗生素时,均需禁酒!

28 患者术后上下楼梯时需要注意什么?

大多数人在平地上行走,需要膝关节屈曲 70°,上楼梯需要屈膝 90°,下楼梯需要屈膝 100°,术后只要患者觉得能力所及即可开始上下楼活动,可有效地锻炼大腿肌肉和关节的活动度。上楼时,建议先迈非手术腿;下楼时,先迈手术腿。

29 对某些金属过敏的患者，也会对人工关节材料过敏吗？

人工关节置换手术经过近50年的发展已达到十分安全可靠的程度。现代的人工关节的股骨部分是由钴铬钼合金制成，其特点即为耐磨和生物相容性好。生物相容性是指材料与生物体之间相互作用后产生的各种生物、物理、化学等反应。一般地，钴铬钼材料植入人体后与人体相容程度好，也不会对人体组织造成毒害作用。因此，患者对绝大多数材料是不会发生过敏反应的。

30 为什么有些患者术后活动过程中膝关节内常有"咯啦声"？

这种声音一般是由于新安装的假体周围软组织仍然松弛，肌肉无力，缺乏足够的力量维持平衡。假体在术后的活动过程中，特别是髌骨与股骨髁假体间有碰撞时，就会发出"咯啦声"。

31 患者术后感觉腿变"长"了，怎么办？

关节置换手术的切骨原则是"等量截骨"，即切多少补多少，大部分患者的肢体长度是不会改变的。但是，在有些情况下腿是会变长的。这种情况通常发生于术前下肢存在严重内外翻畸形的患者，术中畸形被纠正，恢复到原来的肢体长度，患者会感觉做手术的腿变长了。最开始的时候，两条腿不一样长会让人感到不适，但通过骨盆的代偿能力，大部分人会习惯这个小变化，不需要任何处理。当然，也可以通过在对侧鞋里使用增高鞋垫来改善这种不适。

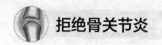

32 如何判断手术是否成功?

做膝关节置换手术是不会瘫痪的,其发生危及生命的风险也很低。这个手术的目的就是为了彻底解决膝关节疼痛和活动受限,给患者一个无痛的、活动良好的关节,从而改善患者的生活质量。

在临床工作中,医生无法给出确切的成功率,因为"成功"不应只根据膝关节的评分数值来衡量。国际著名关节大师 Richard D. Scott 教授建议患者对以下 3 个问题进行回答,若都为"是",就可以将整个手术定义为"成功":①您对这次住院经历满意吗? 因为整个手术的成功不仅仅是手术的成功,还有围手术期的各种治疗和康复指导,是整个医疗团队共同努力的结果,只有整个过程配合密切,才能使您尽快康复。②这个手术能实现您的期望吗? 这个问题是让患者评估手术效果能否满足术前期望的,能否满足回家后日常活动及要求。③您愿意再做一次这个手术吗? 这个问题是很多患者是否满意最真实的回复。患者只有满足了前两个问题后才会原意尝试第 2 次的手术。在日常诊疗过程中,有超过 95% 的患者在术后 3 个月的时候,对上述 3 个问题持肯定的回答。

33 膝关节置换术后会不会很疼?

膝关节置换手术是骨科最疼的手术之一,属于重度疼痛范畴,一般术后第 3 天疼痛会达到最高峰,术后 6 周和做手术前疼痛差不多,术后 3 个月基本上就不怎么疼了。过去医生经常对患者说:"疼是在愈合,要忍耐,疼得厉害了就吃片止疼片。"其实这除了增加患者痛苦外,也对患者康复的信心有很大的负面影响。现在我们会更加关注患者的疼痛管理,会采取最新的多模式镇痛的理念(ERAS),除了口服镇痛药进行超前镇痛,关心患者以往的睡眠质量,术前向患者说明手术的方式及可能出现的一些并发症,让患者更加了解手术,消除恐惧感,术中采用局部神经阻滞、患者自控式镇痛泵

（PCA），还会给关节腔内注射含有止疼药和多种抗炎药物的"鸡尾酒"等。这样治疗的目标是争取术后 3 天让患者睡个好觉，最大可能降低术后疼痛感，为患者的顺利康复提供最大的帮助。

34 在伤口未愈合的情况下，患者能坐飞机吗？

在伤口未拆线或未完全愈合的情况下，很多患者担心乘坐飞机时伤口会在高空裂开，其实这个担心是多余的。在高空时伤口破裂的情况往往只出现在战斗机的飞行员身上，因为战斗机的过载有时会很高，这时如果飞行员身上有伤疤，可能会因为血压过高而导致伤口破裂。但是民航飞机的机舱内有大气增压，同时过载很小，机舱内压力基本保持恒定，所以正常人都能承受。但因为各个航空公司的要求不同，患者应提前询问航空公司，以免耽误行程。

35 患者术后会激发机场的金属报警设备吗？ 需要医生提供什么证明文件？

患者术后在机场过安检门的时候，可能会激发金属报警设备，但无须担心会耽误旅程。患者只需要向安检人员说明自己接受了膝关节置换术，体内的金属假体会激发报警设备，并向安检人员展示自己的手术部位。同时医生也会为患者提供诊断证明，方便安检人员进行检查。

36 患者术后坐飞机旅行时需要注意什么？

如果患者在术后 3 个月内要长途飞行，建议在飞行前 2 天，开始每日服用100 毫克的阿司匹林，直至结束飞行后 2 天。在长途飞行中，每 1 小时起身行走1 次。这些主要是为了防止形成静脉血栓。如果患者有胃溃疡病史，还需要咨询消化内科医生，让其提供相应保护胃黏膜的治疗方案。

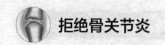

37 患者术后在进行口腔治疗等有创性治疗前，是否需要预防应用抗生素？

需要。人体的口腔本身就是一个带菌的环境，在有创性治疗前预防应用抗生素是为了防止口腔中的细菌随着血流播散到全身，并在膝关节假体上进行定植和繁殖，从而引发假体周围感染。一般来讲，在口腔治疗前 1 小时，可服用氨苄青霉素或头孢唑啉等抗生素。如果患者对青霉素过敏，可以在口腔治疗前 1 小时服用克林霉素。在膝关节置换术后 3 个月，应尽量避免进行洗牙等非急诊有创性的治疗。

38 患者术后能跪下做家务和使用蹲便吗？ 会不会伤到膝盖？

可以。跪下不会伤到膝盖。但是，下跪这个动作需要关节屈曲超过 90°，一般能够达到 120°甚至更多，如果患者术后不练习可能很难完成该动作，强行屈曲可能会伤到膝盖。因此，患者刚开始可以试着跪在泡沫垫上练习。

39 患者术后在弯曲膝盖时出现拉伸感，是否会导致伤口裂开？

不会的。膝关节置换术中，医生对伤口进行了 3 层缝合，对于有些过于肥胖的患者，甚至进行了 4 层缝合，并在缝合完成后反复屈曲活动关节，确信当伸直和弯曲患者膝盖时伤口是安全的才会让其下手术台。不过患者在活动过程中可能会有少量出血，这属于正常现象，及时联系医生对症处理即可，无须过分担心。

40 术后如何降低假体周围感染的发生？

关节感染是关节置换术后的一种灾难性并发症，目前全世界关节登记系统的数据表明，现阶段术后感染的发生率为 1%~3%，且这种风险将终生相伴。根据时间将感染分成4种:早期术后感染(术后4~8周内);延迟感染(术后3~24个月);晚期感染(术后2年后);静默感染(无症状,仅在翻修时培养阳性)。以下几条措施可以有效降低感染风险:

(1)**口腔护理。** 所有口腔科的操作(包括口腔清洁)必须在手术前完成。如果患者在术后出现任何口腔问题,应该及时就诊并向医生说明自己曾行关节置换术,必要时打电话给自己的外科医生。

(2)**清洁双手。** 手卫生是非常重要的,需做到勤洗手,讲卫生。鼓励来访的家人和朋友使用洗手液或含有酒精的免洗消毒液,以减少可能导致感染的细菌传播。

养宠物的主人还需要特别注意:不要让宠物以任何方式触摸或舔自己的切口。避免和宠物睡觉,不要让它们接触自己的床上用品。触摸宠物后,在触摸伤口或绷带前,务必洗手。

(3)**疾病。** 如果患者有发烧、感冒、喉咙痛、流感或其他疾病,应及时就诊。

(4)**控制血糖。** 如果患者有糖尿病,需要控制血糖以维持血红蛋白。因为糖化血红蛋白高于8.0,术后发生感染的风险会明显增加。对于术前和术后血糖高的患者,以及长期血糖控制不佳的糖尿病患者,伤口并发症的风险要高出3倍以上。

(5)**戒烟。** 手术前6周内不吸烟可降低膝盖感染和伤口愈合不良的风险。吸烟者术后感染和伤口愈合延迟的风险更高。

41 患者术后如何正确地上下床?

(1)用非手术腿把身体移到床边。

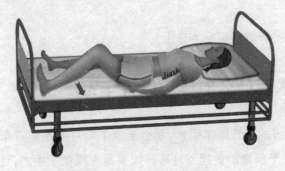

图4-20　术后下床动作1

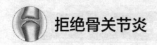
（2）用手肘帮助自己坐起来。

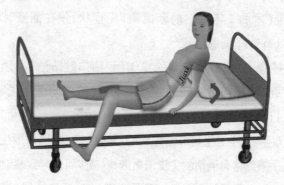

图 4-21　术后下床动作 2

（3）把非手术腿放在床沿上坐起来,并将手术腿逐渐放下。

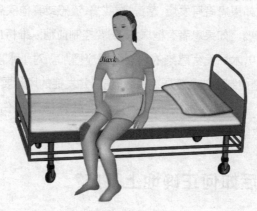

图 4-22　术后下床动作 3

（4）逆着这些步骤便可回到床上。

42 患者术后什么时候可以开车?

（1）如果患者的右膝做了手术,那么至少 1 个月内不能开车;术后 1 个月,可以在觉得膝关节舒适的前提下开车。如果是左膝做了手术,可在膝关节舒适的前提下开自动挡的车。

（2）不要在服用阿片类药物期间开车。当患者不再服用止痛药,并感觉安全的时候,就可以开车了。

　　因为出院后口服的一些止疼药会对身体有不同程度的影响,如全身乏力、疲劳、感冒样症状、眩晕及听力失常等,这些均会影响对汽车的控制和驾驶。停药后如果患者出了交通事故,原因应该是判断错误,而不是不能操纵汽车。

43　患者术后应该如何上下汽车?

　　患者术后在驾车或乘车时,应按以下步骤上车:

　　(1)将车停在离路缘接近半米的地方,以便患肢能从水平面进入。

　　(2)将乘客的座椅向后移动,以最大限度地增加腿部空间,并向后倾斜座椅靠背。

　　(3)反身坐在座位上,然后向后伸手扶好座位,以便转动身体。

　　(4)缓慢向后滑动,并旋转身体面向前方,同时保持手术腿伸直,放置于前方。

　　下车的步骤为将以上步骤调转即可。

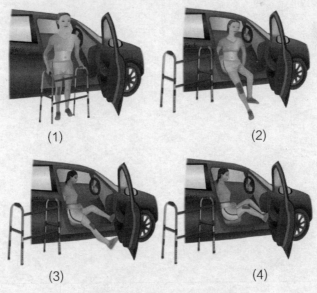

图4-23　患者术后上车步骤

（支力强）